Edeltraud Diefenbach

Skoliose. Theorie und Therapie

Die hier vorgestellten Methoden sind nach bestem Wissen und Gewissen dargestellt; die Informationen sollen aber Rat und Hilfe eines Arztes nicht ersetzen. Autorin und Verlag übernehmen keinerlei Haftung für Schäden, die sich aus dem Gebrauch oder Missbrauch der in diesem Werk dargestellten Methoden ergeben.

4521 Schiedlberg/Austria, Waidern 42
e-mail: verlag@bacopa.at, office@bacopa.at
www.bacopa.at

Printed in the European Union
ISBN: 9783902735447

1. Auflage, 2015

Edeltraud Diefenbach

Skoliose

Theorie und Therapie

BACOPA VERLAG

Warum ein neues Skoliosebuch?

In den 20 Jahren, die seit dem Erscheinen meines ersten Buches vergangen sind, entstand in enger Zusammenarbeit mit meinen Patientinnen eine Therapie, die neue Möglichkeiten aufzeigt und die Skoliose in der gesamten Bandbreite ihrer Auswirkungen berücksichtigt. Die Zusammenarbeit mit den Patientinnen ermöglichte mir Einblicke in das Lernverhalten und Körperbewusstsein der Betroffenen. Neben diesen hautnahen praktischen Erfahrungen bot das theoretische Wissen aus meiner unterrichtenden Tätigkeit wertvolle Informationen, die mich zu einem noch besseren Verständnis der Erkrankung und der Therapie führten.

Erstmalig setzte ich mich über das bis dato gültige Verbot der Mobilisation der Wirbelsäule hinweg indem ich die Korrekturspannung der Muskulatur in die Beugebewegung der Wirbelsäule integrierte. Um die Korrekturergebnisse zu ermöglichen und zu erhalten, war es auch wichtig, die Teufelskreise zu durchbrechen, die als Reaktion auf die Skoliose am Körper in Gang gesetzt werden und die Progredienz unterstützen. Als Letztes ermöglichen unsere heutigen Kenntnisse auf den Gebieten der Neuro-Wissenschaften und des Bewegungslernens ein wirkungsvolles therapeutisches Eingreifen. Wir wissen, dass Bewegungsprogramme veränderbar sind und auch wie eine solche Veränderung herbeigeführt werden kann.

Für all diejenigen, die nicht über so viel Erfahrung in diesem Therapiegebiet verfügen, ist es vielleicht hilfreich zu wissen, dass spezifische Korrekturübungen bei einem Skolioseverdacht der gesunden Wirbelsäule nicht schaden, sie können also im Zweifelsfall immer angewendet werden. Auf der anderen Seite können wichtige Chancen und wertvolle Zeit vertan werden, wenn die Therapie mit allgemeiner Krankengymnastik oder Haltungsturnen abgetan wird. Auch aus diesem Grund war es mir wichtig, dieses Buch zu schreiben.

Edeltraud Diefenbach
Berlin, Ostern 2015

1. Theorie zur Skoliose und Therapie

1.1. Geschichte der Skoliose und der Therapie

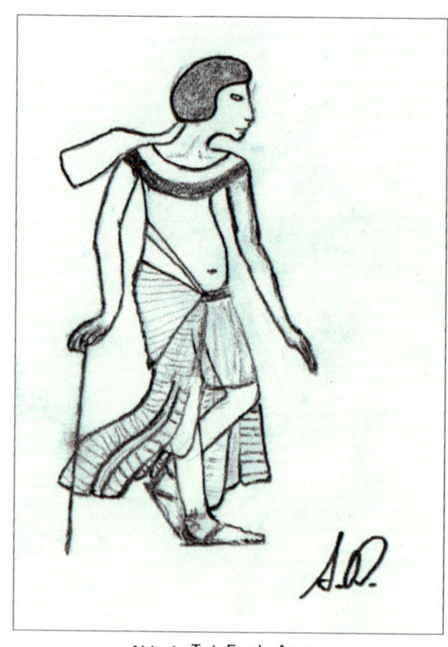

Abb. 1 Tut-Ench-Amun
(altes Relief, Zeichnung Andreas Diefenbach)

Als vermutlich ersten bekannten Skoliosepatienten fand ich den ägyptischen Pharao Tut-Ench-Amun. Röntgenbilder seiner Mumie zeigten angeblich eine osteopathische Skoliose. Der Radiologe Richard Boyer beschrieb ein angeborenes Klippel-Feil-Syndrom beim Pharao. Dieses Syndrom führt durch schiefe Blockwirbel in der unteren Hals- und oberen Brustwirbelsäule zu einer Skoliose. Ein einziges überliefertes Relief zeigt, dass Tut-Ench-Amun einen Stock zum Gehen benutzt (Abb. 1). Auch seine Haltung erscheint nicht aufrecht und der Körper nicht symmetrisch.

Vermutlich gehen die Ursprünge der Skoliose zurück bis zu den ersten aufrecht gehenden Menschen. Wie die Erkrankung zur Zeit des Tut-Ench-Amun genannt wurde wissen wir nicht. Hippokrates (460 bis 377 v. Ch.) hätte das Wort Skoliose aber verstanden, denn es kommt vom griechischen σκολιοσ = „skolios“ und bedeutet krumm.

Die erste Skoliosebehandlung durch Extension beschreibt Oribasius aus Pergamon (326 bis 403 n. Chr.). Auch viel später in der Enzyklopädie von Guido Guidi (1491 bis 1547), einem Professor am College France, findet sich die Skoliose mit der Extensionsbehandlung beschrieben.

Ambroise Pari (1510 bis 1590) entwickelte die ersten Korsetts aus Metall, inspiriert durch die Rüstungen, die auf den Schlachtfeldern herumlagen und die er als Feldarzt gesehen hatte. Die Metallkorsetts erwiesen sich als wenig tauglich. Wilhelm Fabry, auch Fabricius Hildanus (1560 bis 1634) zeigte in seinem Werk „Der Abriss des Rückgrades“ die erste Abbildung einer Skoliose.

Die damals übliche Extensionsbehandlung erhielt durch den englischen Arzt Franeis Glisson (1597 bis 1677) eine wesentliche Verbesserung. Er entwickelte zur Extension der Wirbelsäule die nach ihm benannte Glisson-

Schlinge (Abb. 2). In der Folgezeit wurden viele und teilweise sehr abenteuerlich anmutende Extensionsgeräte und Umkrümmungsmaschinen entwickelt, in die die Patienten eingespannt wurden. Diese Therapie muss eine Tortur gewesen sein und zudem wenig wirksam.

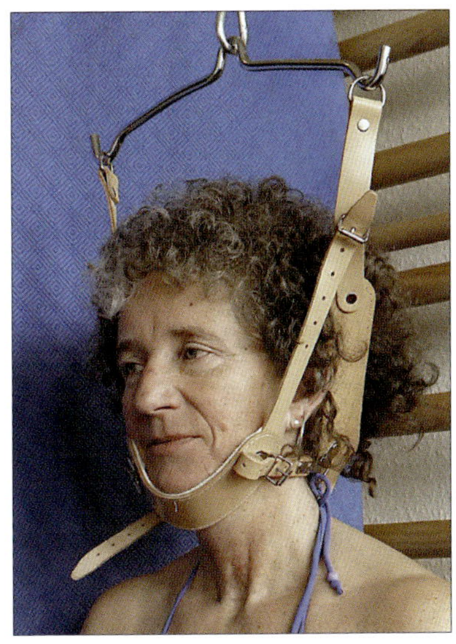

Abb. 2 Glisson-Schlinge

Der Orthopäde Lorenz entwickelte manuelle Techniken, um die verbogene Wirbelsäule wieder gerade zu biegen. Die Techniken durften nur von Ärzten durchgeführt werden, zeigten aber nicht den gewünschten Erfolg. Eine ausschließlich passiv mobilisierende Redression schien wenig geeignet zur Behandlung der Rückgratverbiegung. All diesen Therapieansätzen fehlte mit der Früherkennung der Skoliose die wichtigste Voraussetzung zur erfolgreichen Therapie. Und es fehlte die aktive Beteiligung des Patienten. Diese wurde im 18. Jahrhundert eingeleitet durch die neu aufkommende Gymnastik. Während 1774 Basedow in Dessau das erste Gymnastikinstitut Deutschlands gründete, entstand 1775 in Stockholm ein Institut für Heilgymnastik gegründet von Peer Hendrik Link. In Schweden wurden etwa 100 Jahre später die ersten Umkrümmungsübungen zur Skoliosebehandlung entwickelt. Kurze Zeit später kamen die ersten Korrekturübungen in der Berliner Charité zum Einsatz durch die Krankengymnastin Frau Geßner unter der Leitung von Prof. Gocht. Das Übungsprogramm wurde um 1910 durch Übungen nach Dr. von Niederhöffer erweitert.

Etwa zur selben Zeit entstand unabhängig davon in Süddeutschland die Schroththerapie mit Übungen zur sog. Atmungsorthopädie, die die Gymnastiklehrerin Katharina Schroth als selbst Betroffene entwickelte. Sie kompensierte ihr fehlendes medizinisches Wissen mit Körpergefühl, Kreativität und vor allem Engagement und half mit ihrem Therapieangebot vielen Patienten.

Die Therapie nach Diefenbach entstand aus der Behandlung nach Gocht-Geßner in Berlin an der orthopädischen Universitätsklinik Oskar-Helene-Heim. Erst nach dem Wechsel ins zweite Jahrtausend wurden die Übungen mit Wirbelsäulenflexion und die gezielte Therapie der Dysbalancen integriert. Aus der bis dahin eher statischen Korrektur der Deformierung entstand das Bestreben zur Wiederherstellung der symmetrischen Beweglichkeit.

Da die Möglichkeiten der Physiotherapie auf das körperlich Machbare beschränkt sind, ist es neben dem frühzeitigen Behandlungsbeginn wichtig

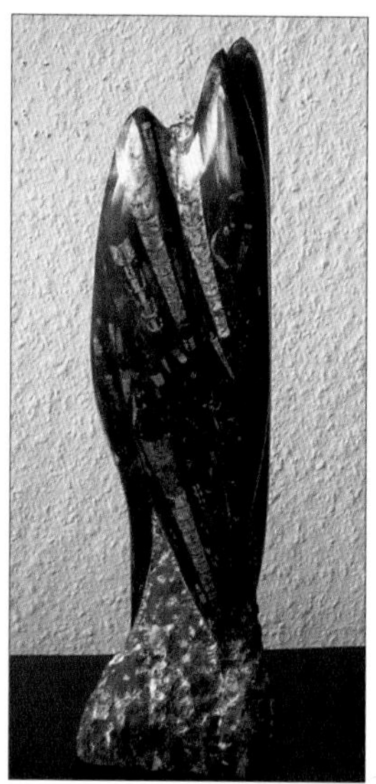
Abb. 3 Skoliosestein

alle Veränderungen sofort zu korrigieren, noch bevor sie strukturell manifestiert sind. So sind die Früherkennung sowie eine rechtzeitige und umfassende Therapie immer noch die wichtigsten Maßnahmen beim Kampf gegen die Skoliose. Bis zum Ende des Wachstums kommt es zur „Versteinerung" der schiefen und verdrehten Wirbelsäulensegmente. Das soll der graue Skoliosestein (Abb. 3) symbolisieren, der zu meinem Logo geworden ist. Er ist Mahnung für Therapeuten und Patienten, rechtzeitig vor dieser Versteinerung für eine effektive und spezifische Therapie zu sorgen.

1.2. Verschiedene Formen der Skoliose

In älteren Studien geht man davon aus, dass etwa 1% der Bevölkerung Veränderungen der Wirbelsäule im Sinne einer Skoliose aufweist. Weit über 50% davon haben eine *idiopathische Skoliose*, deren Ursache nicht bekannt ist und auf die ich mich in meinen Ausführungen beziehe.

Osteopathische Skoliosen

entstehen durch schiefes oder halbseitiges Zusammenwachsen von Wirbeln. Sie haben nach meiner Erfahrung eine ausgeprägte Progredienz.

Die *osteopathische Skoliose* wurde schon erwähnt, als vom Klippel-Feil-Syndrom des Tut-Ench-Amun die Rede war. Aber sie kann auch auf der Grundlage einer Hemisakralisation des fünften Lendenwirbels oder einer Hemilumbalisation des ersten Sakralwirbels entstehen und nicht selten in Verbindung mit Systemerkrankungen wie z. B. Morbus Recklinghausen.

Neuro- oder myopathische Skoliosen

entstehen bei Muskelungleichgewicht der Rumpfmuskulatur. Dies kann bei Systemerkrankungen der Muskulatur, z.B. progressiver Muskelatrophie, oder des Nervensystems, z.B. infantiler Cerebraleparese, auftreten. Die Seitabweichung kann sowohl zur schwächeren als auch zur kräftigeren Rumpfseite erfolgen. Bei diesen Skoliosen wird die Grunderkrankung behandelt und die Skoliose bei der Therapie nur berücksichtigt. Zum großen Teil reichen Korsetts oder Sitzschalen zum Ausgleich der Verbiegung aus bzw. sind die einzige Möglichkeit, die Seitverbiegung einzudämmen. In vielen Fällen sind Operationen hier die beste Möglichkeit, den Rumpf aufzurichten, das Atmen zu erleichtern und die Lebensqualität zu verbessern.

Statische Skoliosen
entstehen durch einen Beckenschiefstand auf Grund unterschiedlichen Längenwachstums der Beine und werden durch Schuherhöhung ausgeglichen.

Narbenkontrakturskoliosen
sind relativ selten. Sie können durch Schrumpfungen der Haut am Rumpf z.B. bei Verbrennungen oder auch durch einseitige Schrumpfung der Pleura (Abb. 4) entstehen. Die Therapie besteht beim Säugling in Handling und grundsätzlich im Bewegen zur Gegenseite und in der Beseitigung des Narbengewebes durch den Arzt.

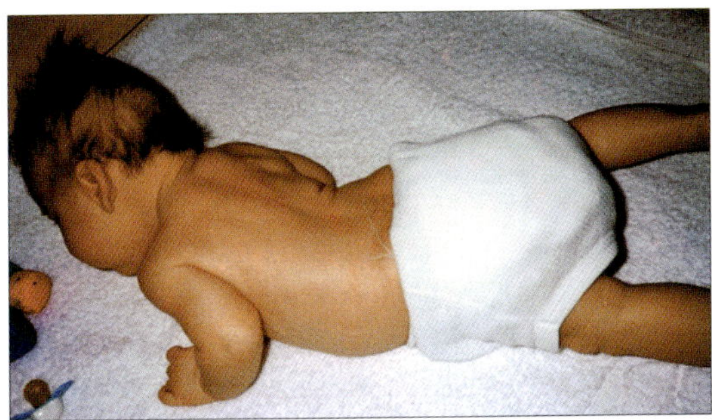

Abb. 4 Skoliose durch Pleuraverwachsung rechts

1.3. Entstehung einer idiopathischen Skoliose

Die Deformierung sieht anfangs harmlos aus, ist kaum zu erkennen und wirkt wie eine zufällige Bewegungsasymmetrie. Das einzige deutliche klinische Symptom ist die Strecksteife einiger unterer Brustsegmente. In diesem Stadium ist die Therapie nicht einfach aber sehr erfolgversprechend. Schon 1982 stand für viele Ärzte fest, dass den idiopathischen Skoliosen ein Erbfaktor zugrunde liegt, auch wenn unbekannt war, was eigentlich vererbt wurde. Jedoch findet man im familiären Umfeld idiopathischer Skoliosen gehäuft leichte idiopathische Formen.

Es findet sich bisher keine primäre genetische oder körperliche Veränderung, die als Ursache der idiopathischen Skoliose nachgewiesen werden konnte und auch kein Erreger dieser Erkrankung. Muskelungleichgewicht, ligamentäre oder knöcherne Veränderungen sowie Veränderungen der Innervation konnten ebenfalls als Ursache der idiopathischen Skoliose ausgeschlossen werden.

Basierend auf meinen Erfahrungen mit über zweitausend Skoliosepatienten und meinen theoretischen Kenntnissen entstand die Hypothese über die Entstehung einer Skoliose in vier Phasen.

1. Phase: Strecksteife der unteren Brustsegmente

James belegt in einer Untersuchung 1967, dass die idiopathische Skoliose mit einer Strecksteife der unteren Brustsegmente beginnt. Dies deckt sich auch mit meinen Erfahrungen. Bei einer Abstandsmessung zwischen siebtem Halswirbeldornfortsatz und Beginn der Analfalte fand ich bei Beugung eine Verlängerung des Bogenmaßes um sechs bis zwölf Zentimeter im Durchschnitt 8,4cm. Die Messung erfolgte bei etwa 20jährigen Physiotherapieschülern. Bei Skoliosepatienten etwa gleichen Alters waren es maximal 5cm, durchschnittlich 3 cm und im Extremfall 0cm.

Da strukturelle und cerebrale Ursachen ausgeschlossen wurden, könnte die Ursache dieser Strecksteife ein reflektorisch erhöhter tonischer Haltereflex der Rückenmuskulatur über den unteren Segmenten der Brustwirbelsäule sein. Die Efferenzen aus den Segmenten Th 6 bis Th 9 (Nervus splanchnicus major) und Th 10 bis Th 11 (Nervus splanchnicus minor) vereinigen sich mit dem Plexus solaris und versorgen vegetativ die Bauchorgane (Magen, Darm, Niere, Nebenniere, Pankreas, Leber) und die Geschlechtsorgane. Ebenso erhalten diese Segmente Afferenzen aus den genannten Organen. Eine wachstumsbedingte oder -begleitende Irritation in einem oder mehreren der genannten Organe könnte Auslöser sein für einen erhöhten tonischen Haltereflex der Rückenmuskulatur. Streckkontrakturen der unteren Brustsegmente finden sich bei vielen Kindern etwa zwischen dem vierten und sechsten Lebensjahr. In der Regel kommt es zur Spontanremission und einer Wiederherstellung der normalen Beugefähigkeit der Segmente. Bleibt die Strecksteife länger bestehen kann ein seitliches Ausweichen der Wirbelsäule als Kompensation der mangelhaften Flexibilität erfolgen oder durch eine nur einseitige oder einseitig verstärkte Strecksteife entstehen. Das seitliche Ausweichen wird durch die Verringerung der seitlichen Stabilisierung der Brustwirbelsäule durch den Thorax begünstigt (siehe 2. Phase).

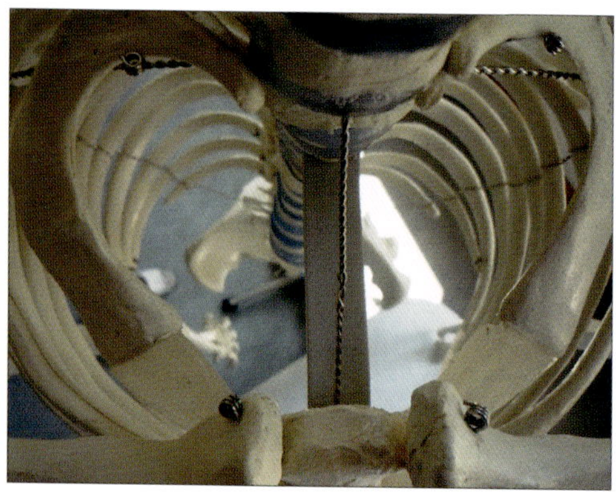

Abb. 5 Blick von oben in den Thorax

2. Phase: querovale Thoraxdeformierung

Die querovale Thoraxdeformierung entsteht durch die Streckkontraktur. Sie verringert die seitliche Stabilisation der Wirbelsäule durch den Thorax. Im Unterschied zum Vierfüßler stabilisiert beim aufrecht stehenden Menschen der Thorax die Brustwirbelsäule besonders seitlich. Der Blick von oben in den Thorax (Abb. 5) kann dies verdeutlichen. Die Rippen verspannen bogenförmig den Bereich zwischen Brustbein und Brustwirbelsäule und bieten durch ihre Gewölbeform der Brustwirbelsäule eine seitliche Stabilität.

Die Rippen sind auch mit den Querfortsätzen der Brustwirbel gelenkig verbunden. Deshalb hat deren Position und damit die Position der Brustwirbelsäule Einfluss auf die Rippenbeweglichkeit. Durch eine Beugestellung der Brustsegmente wird die Rippenbewegung nach dorsal erleichtert, bei einer Streckstellung der Brustsegmente wird diese Bewegung behindert oder ganz gestoppt. Durch die Strecksteife wird die Rippenbewegung nach dorsal dauerhaft behindert und verlagert sich zur Seite. Der Thorax wird queroval, da Brustbein und Brustwirbelsäule genähert sind. Nicht selten führt diese Veränderung zu einer Trichterbrust. Eine verminderte sternale Atembeweglichkeit nach ventral findet sich bei vielen Skoliosepatienten und führt nicht selten zur Trichterbrust (Abb. 6).

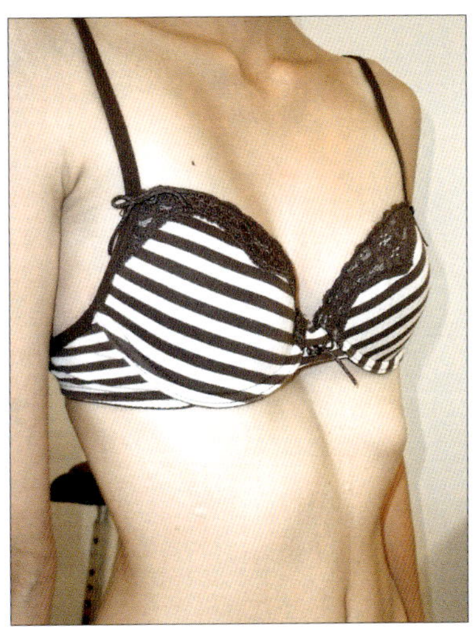

Abb. 6 Trichterbrust bei Skoliose

Die querovale Thoraxdeformierung verringert die seitliche Stabilisation der Wirbelsäule durch den Thorax und führt damit direkt in die Phase 3.

3. Phase: Seitverbiegung

Der Grund für die Seitverbiegung ist bisher unbekannt. James (1967) und Schafer (1987) haben unabhängig voneinander in Studien festgestellt, dass die Progredienzneigung bei rechts konvexen Krümmungen der Brustwirbelsäule wesentlich größer ist, als bei links konvexen.

Nach Untersuchungen von James führt die Seitverbiegung mit hoher Wahrscheinlichkeit zu einer idiopathischen Skoliose bei weiblichen Betroffenen und bei Verbiegung nach rechts. Vermutlich löst die erste Seitverbiegung das Entstehen kompensatorischer Gegenkrümmungen aus.

4. Phase: Rotation

Die senkrechte Belastung der Wirbelsäule wird durch die Schrägstellung der Gelenke und die schrägen Ansätze der Bänder und Muskeln abgeleitet in eine sagittale Kraft. Diese ist von hinten nach vorn gerichtet und beträgt 10% bis zu 40% der Belastung (Nachemson (1963) und Markolf (1972)).

Bei gerader Wirbelsäule wirkt sie auf beiden Seiten der Wirbel gleichstark. Bei Seitneigung liegt die höhere Belastung auf den konkaven Anteilen des Wirbels. Demnach wirkt hier die Sagittalkraft stärker und unterstützt oder initiiert die Rotation durch den konkavseitig verstärkten Druck nach ventral. Aus der Rotation entstehen die Rippenbuckel und der Lendenwulst. Konkavseitig wird der Wirbel nach vorn, konvexseitig nach hinten gedreht. So entsteht dorsal ein Rippenbuckel auf der konvexen und ventral auf der konkaven Seite.

Die Rippenbuckel werden zusätzlich verstärkt durch eine veränderte Geometrie der Rippen, wodurch sich deren Wölbung nach vorn bzw. hinten in den Buckelbereichen verstärkt. Diverse Studien von z.B. Coillard, Wever, Liljenquist und Parent in den Jahren 1996 bis 2004 bestätigten diese besonders dorsal konvexseitig verstärkte Rippenkrümmung. Durch die rotatorische Komponente wird die Beteiligung der schrägen Bauchmuskulatur am Krankheitsgeschehen deutlich.

Die skoliotischen Veränderungen wirken über den ursprünglich betroffenen Bereich hinaus, indem kompensatorische Nebenkrümmungen entstehen. Der Muskelzug passt sich an und somit stabilisiert sich die Skoliose durch die körpereigenen Kompensationsmechanismen. Mit der Anpassung der Halte- und Bewegungsprogramme der Muskulatur verändert sich auch die Wahrnehmung. Das Gefühl für die Mitte geht verloren, so dass die achsengerechte Einstellung des Körpers nicht mehr erfolgt. Der gefühlte

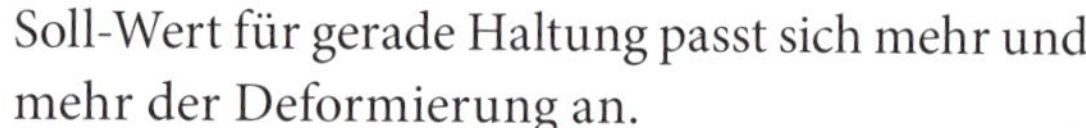

Soll-Wert für gerade Haltung passt sich mehr und mehr der Deformierung an.

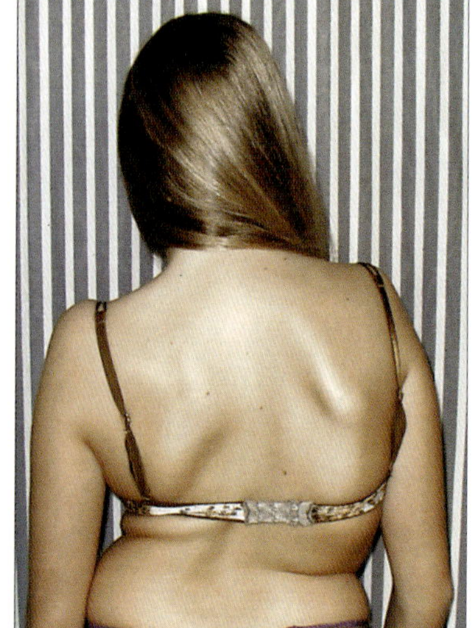

Abb. 7 Schrumpfung der lumbalen Weichteile rechts

1.4. Körperliche Veränderungen bei Skoliose

1.4.1. Körperfaszie

Die Seitverbiegung und Rotation der betroffenen Segmente bewirkt eine Verwringung des Rumpfes mit einseitiger dorsaler Näherung von Thorax und Becken in der Regel auf der Seite des dorsalen Rippenbuckels (Abb. 7). Das kann zu einer einseitigen Schrumpfung der lumbalen Weichteile und Faszien führen.

Betroffen sind u.a. die Faszia thoracolumbalis (besonders die Pars aponeurotica) und die Lumbalaponeurose des M. transversus abdominis. Mit der Zeit wird das Fasziengewebe straff und stabilisiert nun seinerseits die Deformierung, aus der die Verkürzung ursprünglich resultierte. Es folgt eine einseitige Verminderung der Beweglichkeit zwischen Becken und Thorax und in der Folge auch der Hüftgelenke. Dies hat besonders beim Gehen Bedeutung.

Normalerweise findet bei jedem Schritt eine Rotation des Thorax' gegen das Becken statt. Das Becken folgt dem Oberschenkel des gleichseitigen Beines und der Thorax dreht zusammen mit dem Schultergürtel zur Gegenseite. Führt bei einer vorgestellten thorakal rechts konvexen Krümmung das rechte Bein den Abdruck durch (Abb. 8), ist das Becken rechts nach hinten gedreht. Der Thorax müsste sich gleichzeitig rechts nach vorn drehen.

Die Thoraxrotation wird aber durch die gestrafften lumbalen Weichteile gehemmt. So zieht das Becken bei seiner Rückwärtsbewegung den Thorax rechts mit nach hinten und verstärkt die Ausprägung des Rippenbuckels rechts dorsal.

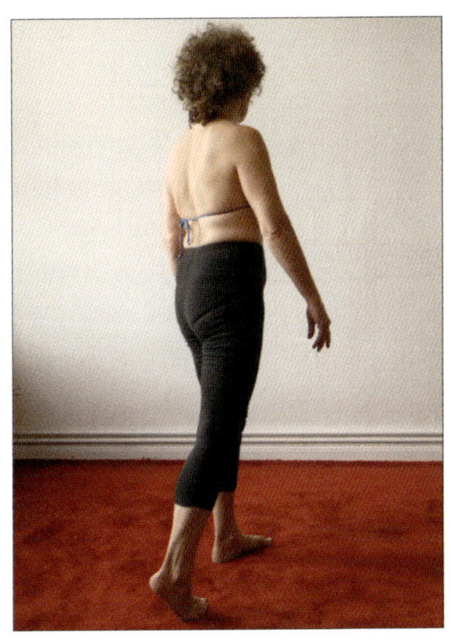

Abb. 8 Abdruckphase rechts

1.4.2. Muskeln an der Wirbelsäule

Die Beeinflussung der autochtonen Rückenmuskulatur durch die Skoliose ergibt eine Veränderung der Zugrichtung und Bewegungsachse der meisten Muskeln.

M. ilicostalis (cervicaler Anteil: Ursprung am Rippenwinkel der 3. bis 6. Rippe; Ansatz Querfortsatz des 6. bis 4. Halswirbels/thoracaler Anteil: Ursprünge am Rippenwinkel der 7. bis 12. Rippe; Ansatz am Rippenwinkel der 1. bis 6. Rippe) unterstützt bei Seitverbiegung im oberen und unteren Anteil die Rotation und somit die Buckelbildung konvexseitig.

M. longissimus (M. longissimus capitis: Ursprünge an den Querfortsätzen der unteren Halswirbel und aller Brustwirbel; Ansatz: am Processus mastoideus/cervicaler Anteil: Ursprung: Querfortsätze des 1. bis 4. oder 6. Brustwirbels und der unteren Halswirbel; Ansatz: Querfortsätze des 5. bis 2. Halswirbels./M.longissimus thoracis Ursprung: an den Dornfortsätzen der Kreuzbein-, Lenden- und unteren Brustwirbel und den Querfortsätzen des 5. bis 12. Brustwirbels; Ansatz: an den Querfortsätzen aller Brustwirbel und am Rippenwinkel der 2. bis 12. Rippe./M.longissimus lumbalis Ursprung: Christa sacralis lateralis und christa iliaca; Ansatz: Querfortsätze der Lendenwirbel.) unterstützt im thorakalen Anteil die Rotation der Hauptkrümmung.

M. multifidus (Ursprung: dorsale Kreuzbeinfläche, christa iliaca, Querfortsätze der Lenden-

und Brustwirbel und Gelenkfortsätze des 7. bis 4. Halswirbels; Ansatz: Dornfortsätze aller Wirbel bis zum 2. Halswirbel. Anteile ziehen jeweils vom Querfortsatz zum nächsthöheren Dornfortsatz.) unterstützt bei jeglicher Seitverbiegung die Rotation und die Entstehung von Rippenbuckel und Lendenwulst.

Mm. interspinales (von Dornfortsatzspitze zur Dornfortsatzspitze des nächsthöheren Wirbels in Brust- und Lendenwirbelsäule) unterstützen bei jeder Seitverbiegung die Rotation des Dornfortsatzes zur Konkavität.

Mm. spinales (Dornfortsatzoberfläche zu Dornfortsatzunterfäche des nächsthöheren Wirbels in der Brust- und Lendenwirbelsäule) haben dieselbe rotationsverstärkende Wirkung, wie die Mm. interspinales nur etwas vermindert, da sie näher am Drehpunkt liegen.

M. quadratus lumborum (Ursprung: 12. Rippe dorsal; Ansatz: christa iliaca) könnte die Beweglichkeit zwischen Thorax und Becken thorakalkonvexseitig behindern und damit auch die Entstehung der lumbalen Gegenkrümmung unterstützen. Ebenfalls unterstützt er die einseitige Weichteilverkürzung zwischen Becken und Thorax auf der Seite des dorsalen Rippenbuckels.

M. semispinalis (Ursprung: Querfortsätze aller Brustwirbel; Ansatz: Dornfortsätze des 4. Hals- bis 4. Brustwirbels) dürfte eine sehr geringe rotatorische Wirkung haben, die sich im Wesentlichen auf die Halswirbelsäule auswirkt. Allerdings sind solche hochsitzenden Krümmungen äußerst hartnäckig und therapeutisch schwer erreichbar.

Mm. rotatores (Ursprung: Querfortsätze; Ansatz: Außenfläche der Bogenbasis des jeweils nächsthöheren Wirbels) unterstützen die Rotation eher dezent, da sie sehr drehpunktnah verlaufen.

Mm.intertransversarii (vom unteren zum jeweils nächsthöheren Querfortsatz) könnten konvexseitig die Entstehung der Seitverbiegung und konkavseitig die Korrektur behindern.

M. serratus posterior (inferiorer Teil Ursprung: Dornfortsätze des 12. Brustwirbels bis 2. Lendenwirbels; Ansatz: 12. bis 9. Rippe dorsal/superiorer Teil Ursprung: Dornfortsätze des 7. Hals- bis 3. Brustwirbels; Ansatz: 1. bis 4. Rippe dorsal) scheint zur Korrektur hilfreich zu sein, da er die Rippen konvexseitig caudalisiert. Auf der konkaven Seite und im oberen Bereich könnte er die Korrektur behindern.

Es wird deutlich, dass mit Ausnahme der beiden letztgenannten alle Anteile der autochtonen Rückenmuskulatur die Ausbildung des Rippenbuckels und damit die Rotation bei Seitverbiegung unterstützen. Dies wird gelenkig dadurch gefördert, dass die Rotation die weiterlaufende Bewegung der Lateralflexion ist.

Ebenfalls beteiligt sind die *Mm. obliqui abdominis externi et interni*, die von ventral die Rotation ermöglichen. In der Therapie unterstützen sie die derotierende Wirkung der Übungen von ventral und haben somit wesentlich Anteil an der Dreidimensionalität der Korrektur. Die Korrektur bewirken die oberflächlicheren Muskeln am Rücken. Im Brustwirbelbereich sind dies neben dem M. latissimus dorsi die pars transversa und ascendens des M. trapezius, die Mm. rhomboidei aber auch der M. serratus anterior und die Interkostalmuskulatur.

Elektromyographische Untersuchungen von Schmitt (1981) ergaben, dass bei einseitiger Tätigkeit der oberen Extremität in Entlastung (Bauchlage) und in Belastung (Sitz) jeweils die Interkostalmuskulatur der Gegenseite verstärkt aktiviert wird.

Bei Thorakalskoliosen fand eine verminderte Aktivierung der Interkostalmuskulatur auf der konkaven Seite statt bei Aktivität der konvexseitigen Extremität. Daraus folgt die Notwendigkeit der Aktivierung der konkavseitigen Muskulatur in der Therapie um das Widerlager für den konvexseitigen Arm möglichst zu erhalten.

Für den unteren Bereich der Brustwirbelsäule und die Lendenwirbelsäule sind wichtige redressierende und somit korrigierende Muskeln der M.latissimus, der oben erwähnte M. quadratus lumborum und nicht zu vergessen die *Mm. obliqui abdominis externi et interni*, die von ventral auf der Gegenseite die dreidimensionale Korrektur ermöglichen, indem sie die derotierende Wirkung der dorsolateralen Muskulatur von ventral unterstützen.

Leider ist es bisher nicht möglich, die tiefen Muskelschichten ebenso wie die Oberflächlichen gezielt in der Therapie zu aktivieren. Da die oberflächlichen Muskeln keine funktionellen Abnormitäten zeigen, halte ich auch einen primär-asymmetrischen Muskelzug auf der Basis z.B. von gestörten Bewegungsprogrammen für unwahrscheinlich als Ursache der Skoliose. Elektromyographische Untersuchungen konnten bisher ebenfalls keinen primär asymmetrischen Muskelzug nachweisen.

Da in jedem Fall eine sekundäre Beteiligung der Muskulatur an der Progredienz einer Skoliose naheliegt, muss wichtiger Aspekt der Therapie der dauerhafte muskuläre Ausgleich sein.

1.4.3. **Progredienz**

Die Progredienz bezeichnet die Zunahme der Seitverbiegung. Sie setzt die Mobilität der betroffenen Segmente voraus und nutzt ihre Wachstumspotenz. Somit verläuft sie parallel zu den Wachstumsschüben. Nach Wachstumsabschluss verschlechtert sich die Skoliose nicht mehr nennenswert. Nach meiner Erfahrung hemmt die Verbesserung der symmetrischen Beugefähigkeit der Wirbelsäule die Progredienz.

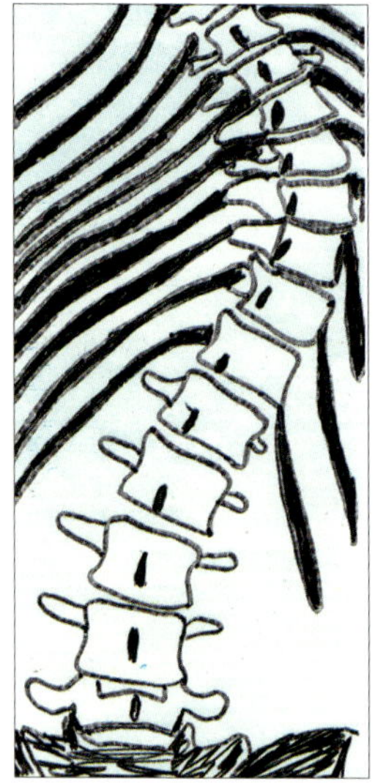

Abb. 9
Rotierende Dornfortsatzreihe

1.4.4. **Konvexität, Konkavität und Rotation im Röntgenbild**

Patienten, wie auch Röntgenbilder werden bei Skoliose immer von hinten betrachtet, weil von dort die Deformierung ausgeht und auch deutlicher zu erkennen ist. Von hinten ist die konvexe Seite einer Krümmung die, zu der die Wirbelsäule ausweicht. Die konkave Seite einer Krümmung ist die Seite, von der sich die Wirbelsäule entfernt. Die Rotation ist an den Dornfortsätzen zu erkennen. Wegen der konkavseitig größeren Sagittalkraft drehen die Wirbel mit den Dornfortsätzen zur Konkavität (Abb. 9).

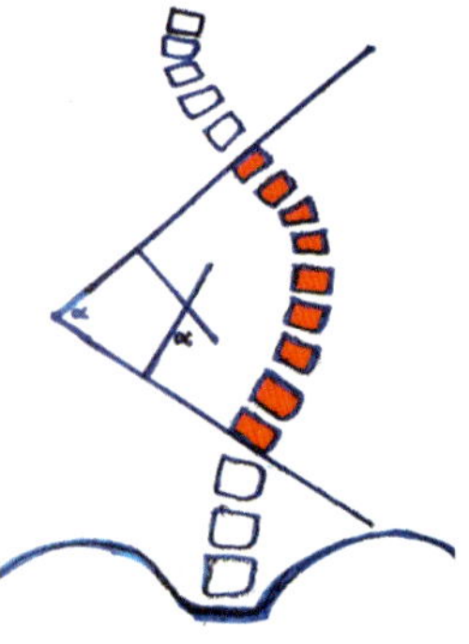

Abb. 10 Cobb'scher Winkel α

1.4.5. **Cobb'scher Winkel**

Das Ausmaß der seitlichen Verbiegung wird als Winkel beschrieben (Abb. 10). Dieser Cobb'sche Winkel entsteht zwischen den Tangenten, die auf der Deckplatte des oberen Neutralwirbels und der Grundplatte des unteren Neutralwirbels angelegt und verlängert werden. Bei einer geraden Wirbelsäule sind diese Tangenten Parallelen, die sich nicht schneiden. Je stärker die Wirbelsäule seitlich verbogen ist, desto größer wird der Winkel, in dem sich die Tangenten schneiden. Da dies u. U. weit entfernt von der Wirbelsäule geschieht, werden Senkrechten auf den Tangenten errichtet, die sich dann ebenfalls im Cobb'schen Winkel schneiden.

1.4.6. **Neutralwirbel**

Neutralwirbel bilden den oberen bzw. unteren Abschluss einer Krümmung oder den Übergang zur folgenden Krümmung. Sie stehen eigentlich niemals genau mittig und rotationsneutral. Deshalb ist es schwierig, sie zu ermitteln. Um die Zugehörigkeit eines Wirbels zu einer Krümmung zu bestimmen gibt es drei Möglichkeiten. Der Wirbelkörper könnte auf der konkaven Seite abgeflacht sein. Der Bandscheibenzwischenraum zwischen Grund- und Deckplatte zweier übereinander stehender Wirbel kann konkavseitig verschmälert sein. Die Rotation führt zu einer Verschiebung des Dornfortsatzes in die Konkavität und kann die Zugehörigkeit zu einer Krümmung anzeigen. Doch diese drei Zeichen sind nicht sicher, da sie nicht bei allen Wirbeln auftreten. Zuverlässiger ist es, von den Scheitelwirbeln auszugehen.

1.4.7. **Scheitelwirbel**

Der Scheitelwirbel steht im Zentrum der Krümmung und ist am weitesten von der Mittelachse entfernt. Er hat eine Bedeutung für die klassischen und orthetischen Korrekturen. Denn bis auf seine Höhe darf eine Krümmung durch Druck von lateral korrigiert werden. Setzt der Korrekturdruck durch Korsett oder Muskulatur oberhalb des Scheitelwirbels an, verstärkt er die Konvexität. Der Scheitelwirbel begrenzt den Korrekturdruck nach oben.

Um Neutral- oder Scheitelwirbel im Röntgenbild zu bestimmen, wird beim Abzählen der Wirbel der 12. Brustwirbel als Ausgangspunkt genommen, da er in jedem Fall gut zu erkennen ist. Für jede Messung sollten dieselben Neutralwirbel genutzt werden, damit die Winkel vergleichbar sind und eine Aussage über die Progredienz möglich wird. Die Messungenauigkeit beträgt nach den Ergebnissen einer Studie von 1985 etwa 5°.

1.4.8. **Haupt- und Nebenkrümmungen**

Die Skoliose beginnt im Bereich der Streckkontraktur mit einer Seitverbiegung, der späteren Hauptkrümmung. Zu ihrer Kompensation entstehen die Gegen- oder Nebenkrümmungen. Sie liegen jeweils ober- und unterhalb der Hauptkrümmung. Da sich eher selten ein initiales Röntgenbild mit nur einer Krümmung ergibt, muss man später verschiedene Kriterien anwenden, um die Hauptkrümmung zu ermitteln. Sie ist in der Regel die am stärksten ausgeprägte Krümmung und/oder die über die meisten Segmente reichende Krümmung. Sie ist auch die am stärksten fixierte Krümmung.

Um die Fixierung der Krümmungen festzustellen, können sogenannte Bending- oder Funktionsaufnahmen von der Wirbelsäule angefertigt werden. Bei Seitneigung nach links bzw. nach rechts wird die Wirbelsäule (ap) geröntgt. Es wird beurteilt, wie weit sich z.B. eine rechts konvexe Krümmung aufbiegt, wenn sich der Patient nach rechts neigt.

Für operative Korrekturen ist es wichtig, die Hauptkrümmung zu korrigieren und zu stabilisieren, da sich dann die Nebenkrümmungen ebenfalls begradigen. Wird aber eine Nebenkrümmung operativ versteift, reagiert die Hauptkrümmung in der Regel nicht.

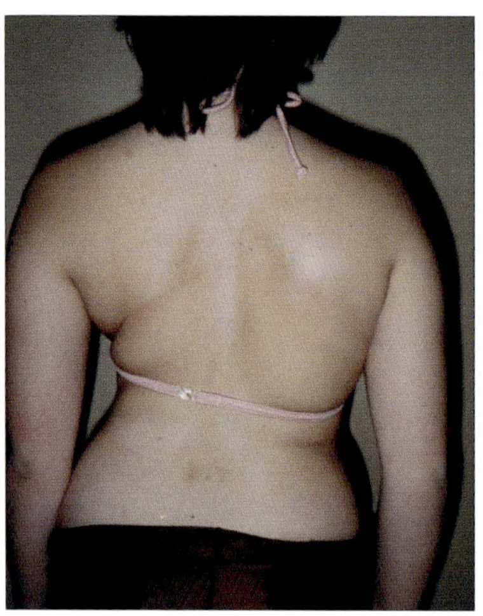

Abb. 11 Rippenbuckel und Lendenwulst

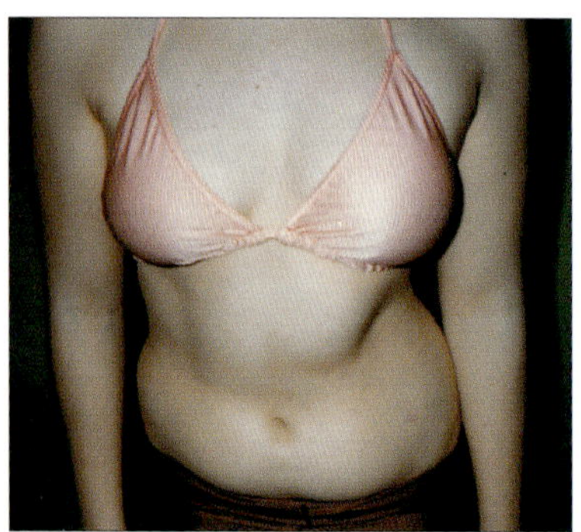

Abb. 12 ventraler Rippenbuckel links

1.4.9. Klinisches Bild bei rechts konvex thoracaler Hauptkrümmung

Durch die Seitverbiegung und Rotation der Brustwirbelsäule entsteht der dorsal deutlich sichtbare Rippenbuckel (Abb. 11) auf der konvexen Seite.

Auf der Gegenseite kann im hochthorakalen oder cervikalen Bereich eine Nebenkrümmung einen zweiten kleineren Rippenbuckel erzeugen. Die Rotation im lumbalen Bereich zeigt sich am Lendenwulst auf der lumbalkonvexen Seite.

Auch von vorn (Abb. 12) sieht man die Rumpfasymmetrie und den ventralen Rippenbuckel auf der konkaven Seite der thorakalen Krümmung. Die Verdrehung der Wirbelsegmente setzt sich in einer Drehung von Schultergürtel gegen Becken fort. Dies führt längerfristig zu einer schiefen Position und Belastung der Iliosakralgelenke und zur Asymmetrie der Rotationsfähigkeit der Hüftgelenke.

1.4.10. Schulterblätter

Das Schulterblatt über dem Rippenbuckel gerät in eine Schaukelstellung (Abb. 13). Der untere Schulterblattwinkel wird durch den Rippenbuckel abgehebelt und nach außen geschwenkt. Die Scapula alata auf der Talseite entsteht durch die Drehung des Thorax' konkavseitig nach ventral. Die Positionsveränderungen der Schulterblätter sind ausschließlich auf die Thoraxdeformierung zurückzuführen, die Schulterblätter selbst zeigen keine Veränderungen. Die Problematik des eingefallenen Rippentals kann nur durch frühzeitige therapeutische Intervention verhindert werden.

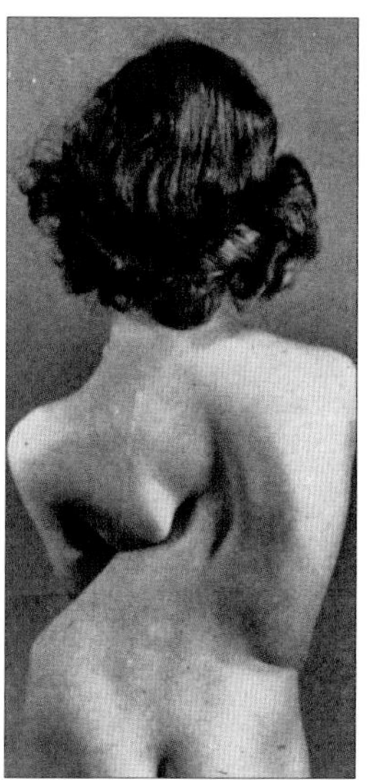

Abb. 13 Schulterblattstellung

1.4.11. Schulterhochstand und verkürzte Hals-Nacken-Linie

Durch einen dorsalen Rippenbuckel werden das Schulterblatt und damit die Schulter hochgeschoben. Es entsteht ein Schulterhochstand. Auch der Rippen- und Weichteilwulst einer thorakocervikalen Gegenkrümmung kann zum Schulterhochstand führen. In beiden Fällen verkürzt sich auf dieser Seite in der Regel die Linie vom Hals über den Nacken zum Akromion.

1.4.12. Schultergelenk

Die Schaukelstellung der Scapula führt dazu, dass die Pfanne des Schultergelenks nach vorn unten abgekippt wird. Der Humeruskopf kann in eine Subluxationsstellung nach vorn geraten.

1.4.13. Rippenstellung und -bewegung

Im Röntgenbild (Abb. 14) sieht man die Näherung der Rippen auf der konkaven Seite, was in fortgeschrittenem Stadium kein inspiratorisches Spreizen mehr zulässt. Dies fördert den Verlust des Bewegungsgefühls für Rippenbewegungen im Tal. Auf der konvexen Seite sind die Rippen gespreizt mit ebenfalls verringertem Bewegungsspielraum. Auch bei noch wenig ausgeprägten Skoliosen finden Atembewegungen der Rippen nur noch im ventralen und dorsalen Buckel statt.

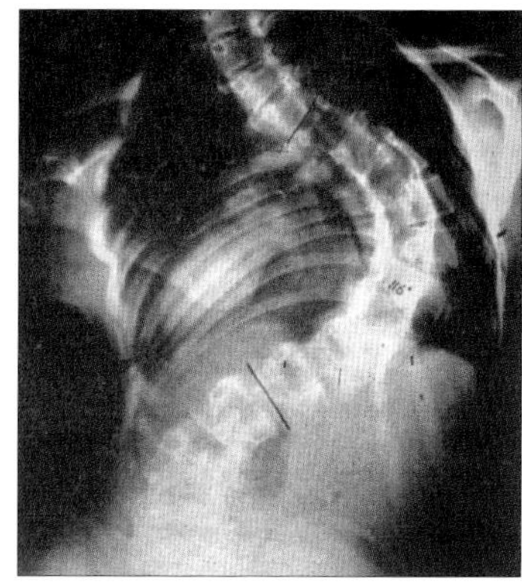

Abb. 14 Rippenstellung bei Skoliose

1.4.14. **Restriktive Lungenfunktionsstörung**

<table>
<tr><td rowspan="4">Totale Lungenkapazität</td><td rowspan="3">Vitalkapazität</td><td>Inspiratorisches Reservevolumen</td><td rowspan="2">Das Atemzugvolumen ergibt zusammen mit dem inspiratorischen und expiratorischen Reservevolumen die Vitalkapazität. Diese bezeichnet das aktiv mobilisierbare Atemvolumen.</td></tr>
<tr><td>Atemzugvolumen</td></tr>
<tr><td>Expiratorisches Reservevolumen</td><td rowspan="2">Das passive Residualvolumen befindet sich nach der Expiration noch in der Lunge. Aktives (Vitalkapazität) und passives Lungenvolumen (Residualvolumen) ergeben die totale Lungenkapazität.</td></tr>
<tr><td>Residualvolumen</td><td></td></tr>
</table>

Die Höhenabnahme des Thorax' durch die seitliche Verbiegung und die verringerte Atembeweglichkeit der Rippen führen zu einer Verringerung des Innenraums des Thorax`. Durch die Verdrehung des Thorax' entstehen bei ausgeprägten Skoliosen emphysematische und atelektatische Bezirke in der Lunge, die nicht mehr oder kaum noch am Gasaustausch teilnehmen.

Es ergibt sich eine Verringerung der Gasaustauschfläche, was auch als restriktive Lungenfunktionsstörung (LFS) bezeichnet wird.

Zunächst kann die Abnahme der Gasaustauschfläche durch Aktivierung von Anteilen des Residualvolumens kompensiert werden. Messbar ist die restriktive LFS an der Abnahme der Vitalkapazität (VK). Spätestens ab 40° nach Cobb nimmt die VK mit zunehmender Verkrümmung ab (Stoboy Berlin Langzeitstudie). Bei ausgeprägter Skoliose wird über 36% der VK für einen normalen Atemzug genutzt, während ein Gesunder normalerweise weniger als 15% der VK benötigt (Rolf Meister).

Hinzu kommt, dass sich der anatomische Totraum durch die Abnahme des Thoraxinnenvolumens relativ vergrößert, so dass die Totraumventilation einen größeren Anteil des Atemzugvolumens verbraucht.

1.4.15 **Trichterbrust**

Die Abflachung der Brustkyphose und der dadurch verringerte Abstand zwischen Wirbelsäule und Brustbein verändert die Atemmechanik. Die Patienten bewegen weder ihre Rippen nach hinten noch ihr Brustbein nach vorn. Nicht selten kommt es zu einer paradoxen sternalen Atembewegung. Das Brustbein bewegt sich bei der Inspiration nach innen und bei Exspiration wieder nach außen. Diese Veränderung muss rechtzeitig während des Wachstums korrigiert werden. Mit zunehmender Festigkeit der knorpeligen Verbindungen zwischen Rippen und Sternum wird die Trichterbrust gegenüber konservativer Therapie relativ resistent.

1.4.16. **Thoraxüberhang**

Durch unausgewogene Krümmungen kann es zur seitlichen Verschiebung des Thorax' gegen das Becken kommen. Der 7. Halswirbeldornfortsatz befindet sich dann nicht mehr senkrecht über der Analfalte sondern seitlich von ihr. Der seitliche Überhang ist besonders für das gluteale Kräftegleichgewicht von Bedeutung.

Ein ausgeprägter Überhang kann dazu führen, dass der Patient zum Gehen einen Stock benötigt, da die Gewichtsverlagerung zur konvexen Seite so ausgeprägt ist, dass er auf dem konkavseitigen Bein nicht stehen kann ohne sich abzustützen. Bei sog. kompensierten Skoliosen wird dies durch die Gegenkrümmungen und/oder die Rotation ausgeglichen.

1.4.17. **Hüftmuskulatur**

Eine Seitverschiebung des Körperschwerpunktes bei Skoliose wirkt sich auf die abduzierende Hüftmuskulatur aus. Besonders betroffen sind die Glutäen als Muskeln mit überwiegend weißen Fasern und Atrophieneigung. Die kleinen Glutäen verschieben während des Abdrucks beim Gehen durch ihre Kontraktion den Körper nach vorn und zur Gegenseite auf das andere Bein. Durch eine skoliosebedingte Schwerpunktverschiebung zur Seite entsteht eine leichtere und eine schwerere Körperseite. Auf der schwereren Körperseite muss der Abdruck kräftiger erfolgen als auf der leichteren. Dadurch werden die kleinen Glutäen auf der schwereren Seite stärker belastet bzw. trainiert. Erwartungsgemäß findet man eine Schwäche der kleinen Glutäen auf der leichteren Seite. Es entsteht ein Teufelskreis, da im Ausgleich zur verminderten Kraft der kleinen Glutäen die Schwerpunktverschiebung zur Gegenseite (schwerere Seite) gefördert wird. Liegt z.B. eine Schwerpunktverschiebung nach rechts vor, müssen die kleinen Glutäen auf der rechten Seite kräftiger kontrahieren, als auf der linken. Beim Gehen werden die Muskeln dann rechts mehr trainiert als links. Jeder Schritt verstärkt die Asymmetrie. Dies führt zu einer Atrophie der linken Glutealmuskulatur. Die Atrophie unterstützt die weitere Seitverschiebung des Körperschwerpunktes nach rechts und fördert damit die Progredienz.

1.5. Spätfolgen (nach Wachstumsabschluss)

Allen Spätfolgen ist gemein, dass sie die Wichtigkeit eines lebenslangen Übungsprogrammes belegen. Gerade für ältere Skoliosepatienten ist es wichtig, die verschiedenen Korrekturformen zu beherrschen und auch durch tägliches Üben diesen Spätfolgen vorzubeugen.

1.5.1. Vorzeitiger Verschleiß

Knochen und Bänder werden durch die Seitverbiegung besonders konkavseitig in Mitleidenschaft gezogen. Junghans, Göcke, Püschl und Makowsky haben dies näher untersucht. Sie fanden sowohl eine Zermürbung und Nekrotisierung des Bandscheibengewebes als auch eine Verminderung des Wassergehalts der Bandscheiben mit entsprechenden degenerativen Veränderungen. Eine „Verdichtung des Knochenbälkchenwerks“ wurde besonderes konkavseitig beschrieben. Schmorl und Junghans beschrieben die Verlagerung der Gallertkerne der Bandscheiben zur konvexen Seite.

Heine untersuchte 1981 in einer Korrelationsanalyse die degenerativen Veränderungen bei 155 Patienten mit Skoliose. Seine Untersuchungen ergeben für die Betroffenen ab ca. 30 Jahren den Hinweis auf Beschwerden durch vorzeitigen skoliosebedingten Verschleiß. Die Skoliose an sich ist schmerzfrei. Selbst die schlimmsten Deformierungen machen per se keine Beschwerden. Allerdings erhöhen sie das Verschleißrisiko und leisten allen Überlastungspathologien Vorschub.

1.5.2. Abnahme der Armkraft

Durch eine Verminderung der Aktivität der Interkostalmuskulatur auf der konkaven Seite kann sich langfristig eine Verringerung der Leistungsfähigkeit des konvexseitigen Armes ergeben. Ausführlicher wurde dies im Kapitel über die Muskulatur beschrieben. Auch ich habe schon ältere Patienten behandelt, die Schwierigkeiten z.B. beim längeren Schreiben mit der rechten Hand hatten, weil das Widerlager auf der linken, konkaven Rumpfseite unzureichend war. In einem solchen Fall sollte eine intensive Atemtherapie (s.u.) und Übungen mit Konkavkorrektur (s.u.) Abhilfe schaffern.

1.5.3. Iliosakralgelenke

Da die Lendenwirbelsäule bei Skoliose mit asymmetrischem Druck auf das Kreuzbein trifft, kann es in den Iliosakralgelenken zu schmerzhaften Überlastungen oder Blockierungen kommen. Diese sind ohne gleichzeitige Korrektur oder wenigstens muskulären Ausgleich der Krümmungen nur schwer dauerhaft zu beheben. Zusätzlich zur Therapie der Iliosakralgelenke müssen die Patienten die Konvex- und Konkavkorrektur (s.u.) wieder oder neu erlernen damit ein Therapieerfolg erhalten bleibt.

1.5.4. Korrekturkompetenz des Patienten

Für die Therapie der Folgeerscheinungen ist es unerlässlich, dass der Patient ein Korrektursystem beherrscht. Wenn es in der Jugend erlernt wurde, ergeben sich hieraus wesentliche Vorteile für die Wirksamkeit der Physiotherapie im fortgeschrittenen Alter. Auch deshalb ist die frühzeitige professionelle Therapie entscheidend.

Während meiner langjährigen Tätigkeit habe ich nur sehr selten Patienten angetroffen mit schlechter Wahrnehmungs- oder Koordinationsfähigkeit. Vielmehr musste ich selbst über die Jahre lernen die Patienten richtig anzuleiten und adäquat zu fördern und zu fordern damit sie ihre natürlichen Fähigkeiten entfalten konnten. Das Wahrnehmungs- und Koordinationssystem ist allerdings oft nicht gut trainiert. Und zur Kunst der Therapie gehört auch dieses Training und die optimale Information und Anleitung des Patienten.

2. Klassische Korrektur

Die Skoliose kann durch passive Kräfte korrigiert werden, indem Druck auf die herausgewölbten Rumpfpartien ausgeübt wird, was in den Anfängen der Skoliosebehandlung besonders von Ärzten oder Umkrümmungsmaschinen versucht wurde. Durch Lagerung, Korsetts oder manuell durch den Therapeuten wird die passive Korrektur auch heute noch eingesetzt zur strukturellen Vorbereitung und Erleichterung der muskulären Korrektur. Da deren Wirkung relativ bald nach der Anwendung nachlässt, gibt es in allen Korrektursystemen spezielle Übungen, um die Muskulatur zur Korrektur zu nutzen und entsprechend zu konditionieren. Die muskuläre Korrektur wird durch Integration in die Bewegungsprogramme dauerhaft implementiert. Sie wirkt dann auch außerhalb der Therapie weiter.

2.1. Terminologie

Die Muskelaktivitäten zur Korrektur der Skoliose sind in allen erfolgreichen Korrektursystemen die gleichen. Es kann aus biomechanischer Sicht nicht anders sein. Bestimmte Korrekturübungen sollen diese Muskelaktivitäten dem Patienten vermitteln. Ihre Wirksamkeit lässt sich bisher nur empirisch nachweisen. Drei klassische Korrekturmethoden gibt es zurzeit in Deutschland. Die Methode Gocht-Geßner, Niederhöffer und Schroth. Letztere wird ausführlich in Büchern von Christa Lehnert-Schroth beschrieben.

Obwohl jede muskuläre Korrektur durch eine Konvex- oder Konkavspannung der Muskulatur erzeugt wird, beschreibt die Namenszuordnung nicht die muskuläre Wirkungsweise, sondern die Komplexität einer Therapie und die speziellen Übungen, um die muskuläre Korrektur zu erreichen. Die Korrekturübungen nach Gocht-Geßner nutzen die Konvexspannung oder Konvexkorrektur. Die Korrektur wird als Shifting oder „Schmal machen" bezeichnet.

Die Konkavkorrektur wird explizit im System nach Niederhöffer genutzt. Als komplementäre Muskelaktion während der Konvexspannung ist die Konkavspannung auf der Gegenseite natürlich immer dabei, wird aber bei den Übungen zur Konkavkorrektur ohne begleitende Konvexspannung ausschließlich und bewusst konditioniert.

So lassen sich alle miteinander konkurrierenden erprobten Systeme auf die klassischen Korrekturprinzipien der Konvex- und Konkavkorrektur reduzieren. Es versteht sich von selbst, dass die Korrektur dreidimensional erfolgt durch einen seitlich angesetzten Drehdruck mit Streckung, d.h. aktiver Verlängerung der Wirbelsäule.

2.2. Prinzip der statischen Konvex- und Konkavkorrektur

Durch Konditionieren einer muskulären Korrekturspannung soll eine dauerhafte Wirkung mit Veränderung der Haltungs- und Bewegungsprogramme erreicht werden. Dies führt zur Stabilisation der Wirbelsäule bei optimaler Aufrichtung und Korrektur der Deformierung.

Die korrigierende Kraft entsteht durch Muskelkontraktion, initiiert durch die oberflächliche Rumpfmuskulatur. Zur dreidimensionalen Korrektur müssen Rumpfschlingen aktiviert werden. Eine dorsolaterale Kontraktion wird durch die Weiterführung und Kontraktion der ventralen Muskulatur dreidimensional. Dabei kann auch die Kontraktion einzelner Muskelanteile z.B. des M. latissimus oder M. trapezius auf den dorsalen Rippenbuckel einen Drehdruck auf den Thorax ausüben, der die Deformierung korrigiert.

Bei der Konvexkorrektur oder -spannung entsteht das Shifting durch den Druck der sich kontrahierenden Muskulatur über den herausgewölbten Rumpfabschnitten (Abb. 15, gelbe Pfeile). Richtungweisend besonders für die Konvexkorrektur ist die Elongation des Rumpfes, bzw. die Streckung der Wirbelsäule. Dies wird erreicht durch Einstellung des Rumpfes in der Frontalebene und Entfernung von Kopf und Becken.

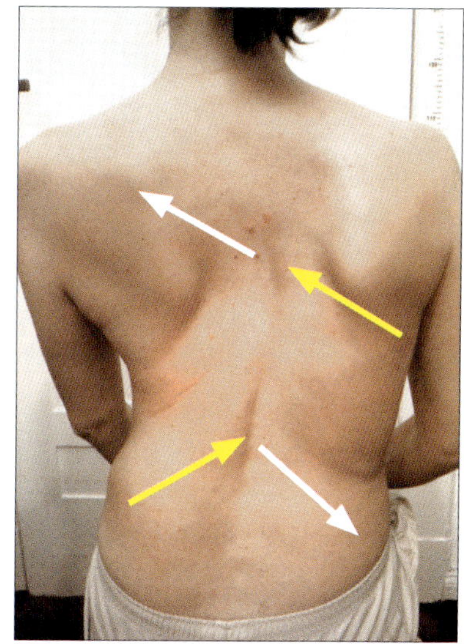

Abb. 15 Streckung, Konvexkorrektur und Konkavkorrektur

Besonders bei der Konvexkorrektur müssen die verschiedenen Nebenkrümmungen beachtet werden, wodurch die Übungen etwas komplexer werden. Die Nebenkrümmungen dürfen die Korrektur der Hauptkrümmung nicht durch kompensatorische Verstärkung boykottieren. Sie müssen durch eine dezente Konvexspannung ebenfalls korrigiert werden. Im Korrektursystem nach Gocht-Geßner wird dies als Sicherung der Nebenkrümmungen bezeichnet.

Bei der Konkavkorrektur oder Konkavspannung (Abb. 15, weiße Pfeile.) findet eine Umkehr von Punktum fixum und Punktum mobile statt. Die spino-humerale oder spino-pelvikale Muskulatur der konkaven Seite wird so kontrahiert, dass sie bei festgestelltem Ansatz den Ursprung, also die Wirbelsäule, aus der Konvexität herauszieht. Diese Kontraktionsform muss vom Patienten erst erlernt werden.

Eine Methode zur direkten muskulären Korrektur durch die tiefen Schichten der Rückenmuskulatur ist zurzeit noch nicht bekannt, wird aber vermutlich durch die neuen Übungen zur dynamischen Konvexkorrektur (Diefenbach) eröffnet.

2.3. Klassische Therapiekonzepte

2.3.1. Geschichte der Methode Gocht-Geßner

Frau Geßner war Krankengymnastin und wurde in Schweden ausgebildet. Sie entwickelte unter der Leitung von Prof. Gocht an der Charitè in Berlin ein System mit Korrekturübungen für Skoliose. Das Korrektursystem nach Gocht-Geßner wurde ab 1960 von den Krankengymnastinnen Hilda Mater und später Heidi Martens in der Krankengymnastikschule am Berliner Oskar-Helene-Heim ergänzt und modifiziert. Hilda Mater hatte die Übungen als selbst betroffene Patientin von Frau Geßner übernommen. Das fertige Therapiekonzept gab sie an die Schülerinnen der Krankengymnastikschule im Oskar-Helene-Heim weiter. Als Frau Mater die Leitung der Krankengymnastikschule übernahm, wurde sie in der Skoliosetherapie abgelöst von Heidi Martens. Heidi Martens komplettierte die klassische Behandlung. Sie ließ ihre Kenntnisse aus der Gymnastik und den französischen Cotrell-Behandlungen einfließen. 1980 übernahm ich in Nachfolge von Heidi Martens das Therapiekonzept für die Skolioseambulanz und den Unterricht.

2.3.2. Wirkungsweise der Übungen nach Gocht-Geßner

Voraussetzung für die Konvexkorrektur der dreidimensional deformierten Wirbelsäule ist die Streckung der Wirbelsäule. Durch ein Zusammenwirken aller Rumpfmuskeln werden Kopf, Schultergürtel und Becken voneinander entfernt und in der Frontalebene eingestellt. Die hintere Depression der Schulterblätter wird lumbal widerlagert durch Anspannung der Bauchmuskulatur. Auf diese Grundspannung wird die Korrekturspannung der Muskulatur über dem Rippenbuckel und dem Lendenwulst gesetzt. Komplettiert wird die Korrekturspannung von der gegenüberliegenden Bauchmuskulatur. Die Korrektur durch Konvexspannung wird als „Schmal machen“ oder „Shifting“ bezeichnet und durch häufige Wiederholung konditioniert.

Zum Erlernen der Korrekturspannung dienen Arm- bzw. Beinbewegungen. Das Hüftgelenk wird in die Abduktion, Innenrotation und Streckung bewegt, das Schultergelenk in die Adduktion mit Außenrotation und hinterer Depression des Schulterblattes. Die Bewegungen des Beines dienen einer Konvexkorrektur lumbal auf der gleichen Seite. Die Armbewegungen leiten die Konvexkorrektur der Brustwirbelsäule auf der gleichen Rumpfseite bis maximal hinunter zur mittleren Lendenwirbelsäule ein.

Es wird immer eine Krümmung, vorzugsweise die Hauptkrümmung korrigiert, während alle anderen Krümmungen „gesichert" werden. Das heißt, es wird verhindert, dass die Nebenkrümmungen sich verstärken in Kompensation oder statt der Korrektur der Hauptkrümmung.

2.3.3. **Korrekturübungen nach Gocht Geßner zur Konvexkorrektur**

Die Übungen werden am Beispiel einer thorakal rechts konvexen Hauptkrümmung beschrieben mit lumbal links konvexer Gegenkrümmung.

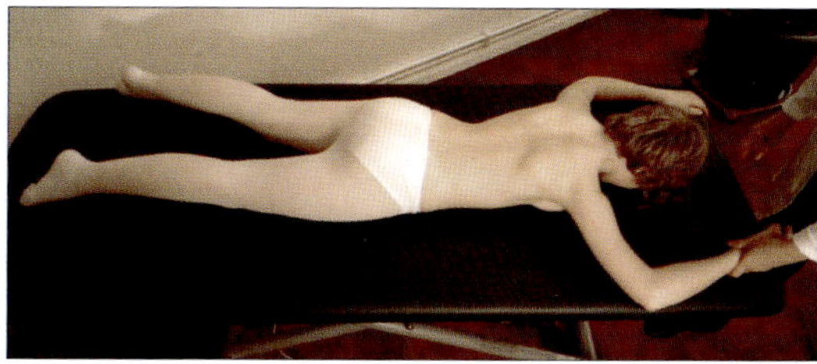

Abb. 16 Anfangsposition

Übung mit gestrecktem Arm

Der Patient liegt in Bauchlage, Arme in U-Halte, der Kopf ist seitlich abgelegt. Zur Sicherung der lumbal links konvexen Nebenkrümmung liegt das linke Bein abduziert.

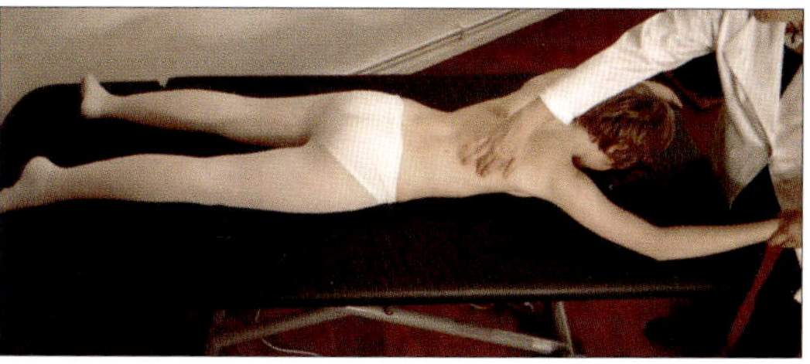

Abb. 17 Taktiler Reiz

- Zuerst wird die Wirbelsäule gestreckt und das linke Bein innenrotiert zur Sicherung der lumbalen Nebenkrümmung (Abb. 16).
- Die Therapeutin nimmt den gestreckten außenrotierten Arm des Patienten am Handrücken und führt ihn in die Flexion. Nach dem taktilen Reiz zum Shifting auf dem Rippenbuckel (Abb. 17) adduziert der Patient den gestreckten Arm über die Seite an seinen Körper (Abb. 18). Dabei macht er dort schmal, wo der taktile Reiz erfolgte. Die Therapeutin

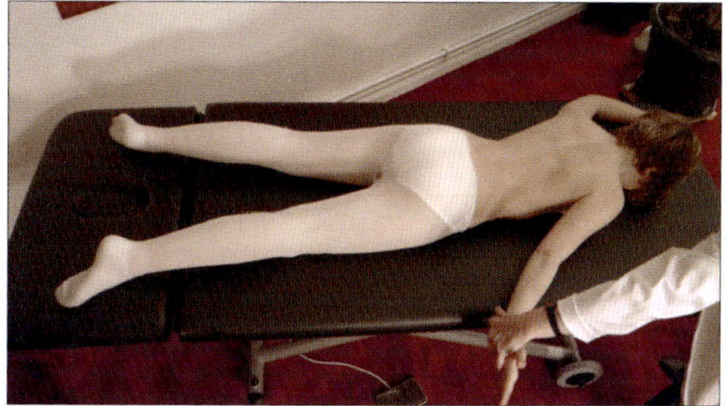

Abb. 18 Endposition

nimmt den Arm nun wieder in die Ausgangsstellung und die Übung wird mehrmals zügig hintereinander wiederholt. Die seitliche Korrekturkomponente erfolgt durch Druck der dorsolateralen Rumpfmuskulatur (M. Latissimus) und wird ergänzt durch den Einsatz der gegenseitigen Bauchmuskulatur (M. obl. abd. externus).

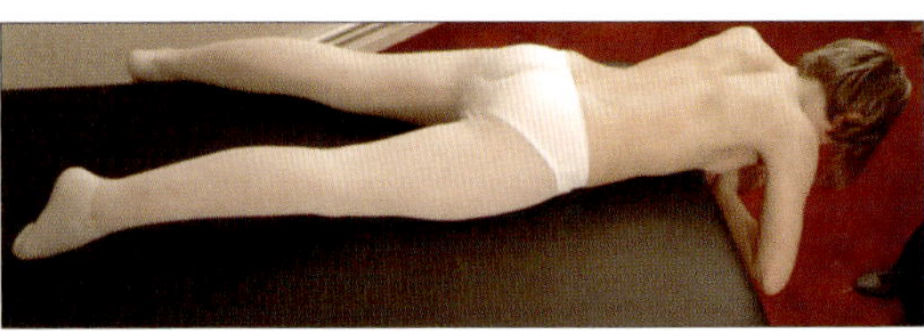

Abb. 19 Anfangsposition

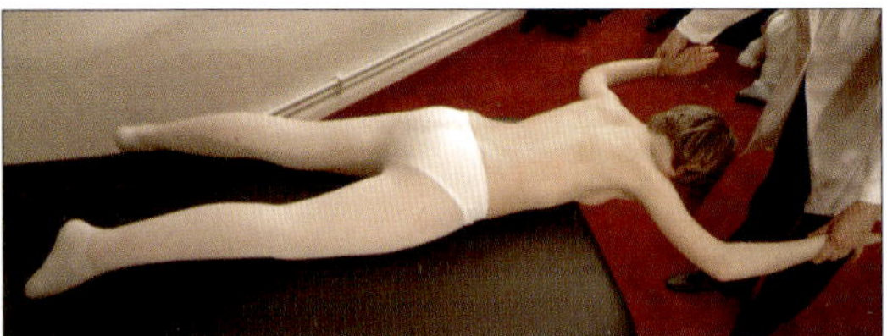

Abb. 20 U-Halte

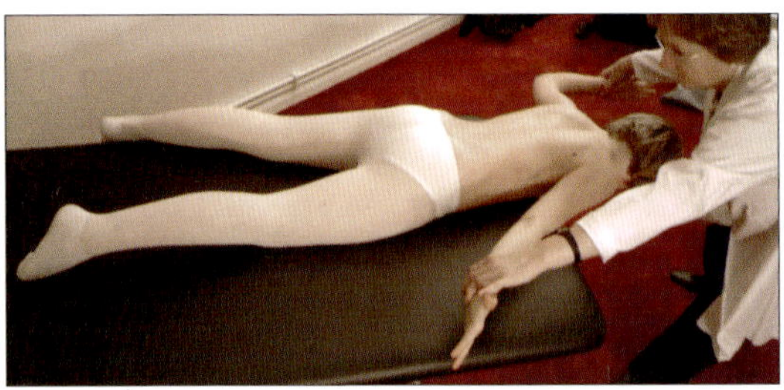

Abb. 21 Endposition

Schwimmübung

– Die Übung wird mit frei schwebendem Schultergürtel (bzw. bei Mädchen Schultergürtel und Brust) durchgeführt. Nach dem Vorrutschen über die vordere Kante der Therapiebank hält sich der Patient mit dem linken Fuß an der Kante der Bank fest, womit er gleichzeitig die lumbal links konvexe Nebenkrümmung sichert. Er streckt die Wirbelsäule, die Hände hält er mit geschlossenen Handflächen vor dem Gesicht (Abb. 19).
– Dann führt er die Arme in die U-Halte (Abb. 20)
– und der rechte Arm wird gestreckt an den Körper adduziert (Abb. 21) und leitet damit das Shifting ein wie bei der Übung mit gestrecktem Arm. Zuletzt werden beide Hände wieder vor dem Gesicht mit den Handflächen aneinander gelegt und die Bewegung beginnt erneut. Die Korrektur findet während der Adduktion des gestreckten Armes statt und wird bei jeder neuen Bewegung intensiviert.

Übung mit Beinhebel

In seltenen Fällen wird auch eine lumbale Krümmung zu korrigieren sein. Diese Übung leitet die Konvexkorrektur einer lumbal links konvexen Krümmung ein und wird deshalb mit dem linken Bein ausgeführt.

– Der Patient liegt in Bauchlage auf der Bank. Die Arme liegen in U-Halte. Zur Sicherung der thoracal rechts konvexen Krümmung wird die rechte

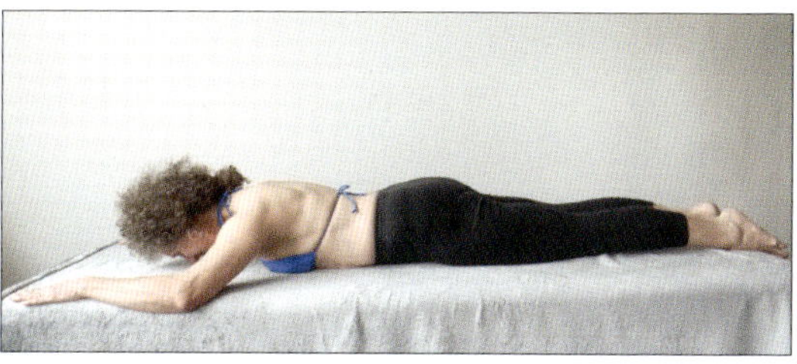

Abb. 22 Anfangsposition

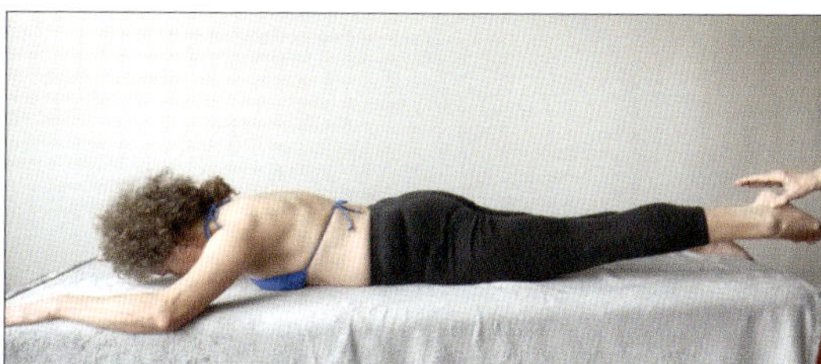

Abb. 23 Endposition

Hand in die Dorsalextension hochgezogen während die Wirbelsäule gestreckt wird (Abb. 22).

- Das linke Bein wird nun innenrotiert und nach schräg außen angehoben und abgespreizt. Dabei erfolgt die sichtbare Korrektur (Abb. 23). Dann wird das Bein wieder zurückgelegt und die Bewegung mehrmals hintereinander wiederholt.

2.3.4. Korrekturübung nach Gocht-Geßner zur Konvex-konkav-Korrektur

„Aktiv-passiv-Übung"

Die Übung wird zur Korrektur einer lumbal links konvexen Krümmung beschrieben. Der Patient liegt in Bauchlage auf der Therapiebank, die Arme in U-Halte, der Kopf ist seitlich abgelegt. Die Wirbelsäule wird gestreckt und die rechte Hand zur Sicherung der thorakalen Krümmung hochgezogen. Das linke Bein wird im Hüftgelenk innenrotiert, d.h. die Ferse dreht nach außen und es wird zur Seite angehoben (Konvexspannung) (Abb.24), während das rechte Bein nach caudal herausgeschoben wird (Konkavspannung). Dabei zieht es das Becken dezent mit nach unten (Abb. 25).

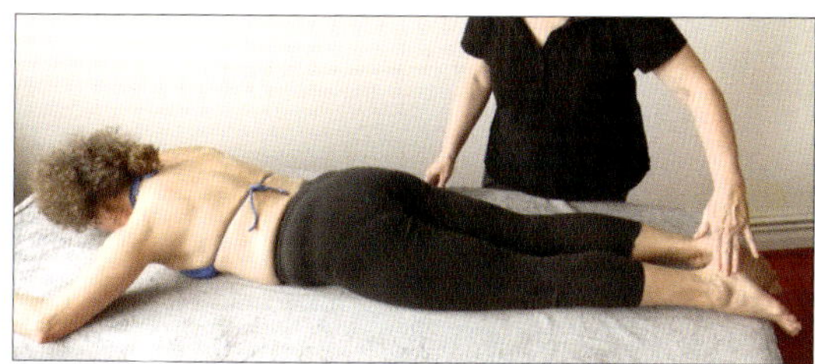

Abb. 24 Konvexspannung

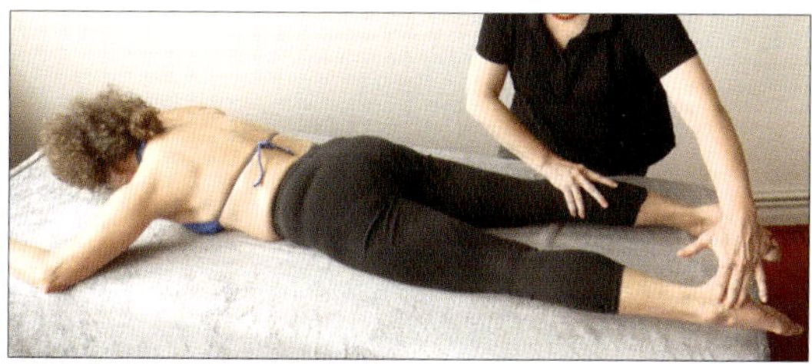

Abb. 25 Konkavspannung

2.4.1. Geschichte der Methode Niederhöffer

Die Übungen wurden nach dem praktischen Arzt Dr. von Niederhöffer benannt, der 1916 in Berlin gestorben ist. Vermutlich wurden sie von Frau von Niederhöffer-Egidy entwickelt. Sie war als Krankengymnastin in Süddeutschland ausgebildet worden und mit ihrem Mann nach Berlin gegangen. Dort bekam sie Kontakt zu Erna Becker.

Erna Becker, die ebenfalls wie Frau Geßner in der Charitè unter Prof. Gocht arbeitete, hielt die Übungen nach Niederhöffer schriftlich fest und veröffentlichte sie im Gustav Fischer Verlag nach dem zweiten Weltkrieg und nach dem Tod von Frau von Niederhöffer-Egidy.

2.4.2. Wirkungsweise der Übungen nach Niederhöffer

Da das Buch von Erna Becker im Fischer Verlag nicht mehr aufgelegt wurde, sind hier die einzigen authentischen Aufzeichnungen über diese Technik der Konkavkorrektur nachzulesen. Ich zitiere zunächst Dr. von Niederhöffer, der seine Theorie über die Rolle der Rückenmuskulatur bei der Skoliose erläutert:

„Nur bei liegender Stellung des Körpers hat der Lehrsatz Gültigkeit: Bei einseitiger Tätigkeit neigt der Erector trunci (langer Rückenstrecker) die Wirbelsäule nach seiner Seite. Am stehenden Körper dagegen hat der Muskel die Schwerkraft zu Hilfe und gibt nur den ersten Anstoß zur Seitneigung. Die weitere Bewegung zur Seite geschieht nicht durch Muskelkraft, sondern wird allein von der Schwerkraft besorgt. Jetzt besteht für den Patienten die Gefahr des Umfallens, was nur durch eine Bremswirkung des Erector trunci der Gegenseite (konvexe Seite) verhindert werden kann. Folglich kann also bei einer Skoliose der konvexseitige Erector trunci nicht der schwächere sein und der konkavseitige nicht der Starke. Im Gegenteil, da der konvexseitige an der Erhaltung des Gleichgewichts mitzuarbeiten hat, wird er mit der Zeit immer kräftiger, während der konkavseitige – dessen Ansatzstellen einander genähert sind – mit zunehmender Seitneigung immer mehr erschlafft und allmählich verkümmert."

Wenn auch Dr. von Niederhöffers Terminologie und die Vorstellungen von der „erschlaffenden" konkavseitigen Muskulatur nicht unserem heutigen Wissensstand entsprechen, so ist doch die Erklärung interessant zum besseren Verständnis der Übungen, bei denen er die konkavseitige und nach seiner Ansicht schwächere Muskulatur nutzt um die Wirbelsäule aus der Konvexität zu ziehen.

Frau Mater schreibt dazu: „Auf diesen Theorien baut sich die Niederhöffer'sche Skoliosebehandlung auf: Isolierte Kräftigung der Muskeln der konkaven Seite. Sie wird erreicht durch den konkavseitigen aktiven Querzug. Dieser Zug darf niemals zentripetal sein, also nicht Annäherung von Schulterblatt und Arm an die Wirbelsäule, sondern zentrifugal. Das wird erreicht, indem der wirbelsäulenferne Ansatzpunkt fixiert wird und die Wirbelsäule durch Zug diesem festen Punkt genähert wird."

Frau Becker schreibt in ihrem Buch Folgendes zur Durchführung der Übungen. „Bei allen Übungen handelt es sich um isometrische Widerstandsspannungen, die in einem langsamen Tempo anschwellend, festhaltend und wieder abschwellend ausgeführt werden. Nach jeder Übung ist auf die vollkommene Entspannung der betroffenen Muskelpartien zu achten.... Da es sich bei diesen isometrischen Spannungsübungen um einen Reiz handelt, ist erfahrungsgemäß jede Übung auch bei längerer Behandlungsdauer nur dreimal durchzuführen. Jedes öftere Wiederholen der Übung erweist sich als eine Aufhebung des Reizes."

Von den ursprünglich 25 Übungen, die für alle denkbaren Krümmungspositionen eingerichtet sind, reichen nach meiner Erfahrung zwei Übungen zur Verdeutlichung des Therapiekonzeptes und für die meisten Patienten aus.

Das Korrektursystem nach Niederhöffer ist ein wichtiger Bestandteil der klassischen Skoliosebehandlung, sollte aber als solches nicht überschätzt werden. Es ergänzt die Korrektur durch die konvexseitig gelegenen Muskeln und verhindert eine durch Untersuchungen belegte Atrophie der konkavseitigen Muskulatur. Zudem wird die Konkavspannung unbewusst und weniger intensiv auch bei den Übungen mit Konvexspannung genutzt. Um die Übungen durchzuführen, brauchen die Betroffenen ein Widerlager durch den Widerstand des Therapeuten oder Geräte wie Stab oder Sprossenwand.

2.1.3. **Korrekturübungen nach Niederhöffer zur Konkavkorrektur**

Anheben des Bogens

– Der Patient liegt in Seitlage auf der konvexen Seite der zu korrigierenden thorakalen oder thorako-lumbalen Krümmung. Die Hand des oben liegenden Armes ist oben auf dem Beckenkamm abgestützt, Schultergürtel

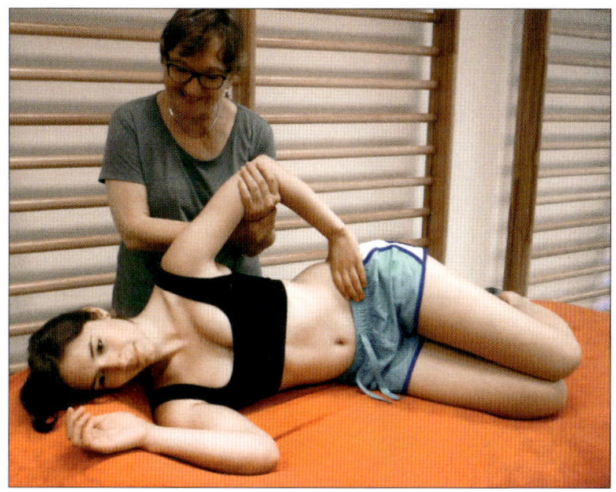

Abb. 26 Anheben des Bogens

und Arm sind entspannt, denn der Therapeut steht hinter dem Patienten und hält mit seiner Hand von unten in der Ellenbeuge den aufgestützten Arm (Abb. 26).

- Der Patient versucht das Schulterblatt und den Arm an der Stelle zu lassen, während der Therapeut versucht den Arm vom Körper wegzuheben. Arm, Schultergürtel oder Becken dürfen sich beim Gegenspannen des Patienten nicht auf die Wirbelsäule zu bewegen.
- Der Therapeut gibt je drei Sekunden einen ansteigenden Widerstand, wodurch die Brustwirbelsäule bei richtiger Durchführung auf den Arm zu bewegt wird. Dann bleibt der Widerstand drei Sekunden lang gleich und schwellt über drei Sekunden ab. An den Dornfortsätzen kann die Wirkung der Übung getastet werden. Sie bewegen sich aus der Konvexität zur Konkavität. Die Übung wird dreimal wiederholt.

Stemmen

- Die Ausgangsstellung ist die Seitlage auf der konvexen Seite der zu korrigierenden Krümmung. Der Therapeut steht hinter dem Patienten.
- Der obere Arm des Patienten ist gebeugt und sein Handgelenk liegt zwischen Daumen und Zeigefinger des Therapeuten. Der Therapeut hält mit der anderen Hand das Becken des Patienten in seiner Position (Abb. 27).
- Schultergürtel und Arm des Patienten sind entspannt.
- Der Patient streckt gegen leichten Widerstand den Arm ohne das Schulterblatt zu bewegen. Am gestreckten Arm gibt der Therapeut drei Sekunden lang einen maximalen anschwellenden Widerstand (Abb. 28), der über drei Sekunden gehalten wird. Anschließend löst der Patient die Anspannung über drei Sekunden und beugt den Arm zurück an den Körper. Auch diese Übung wird dreimal durchgeführt. Die Übung

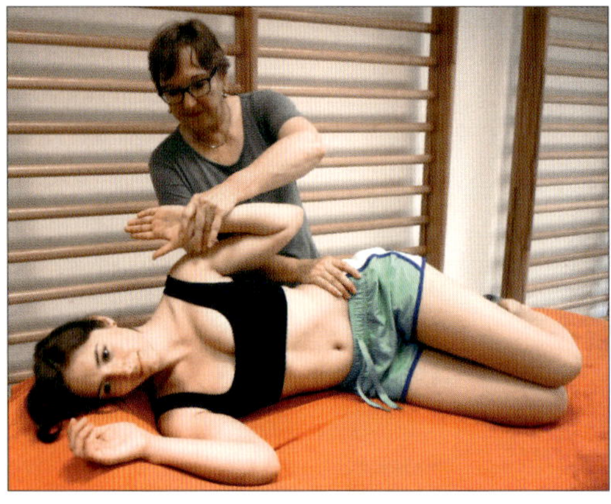

Abb. 27 Stemmen Anfangsposition

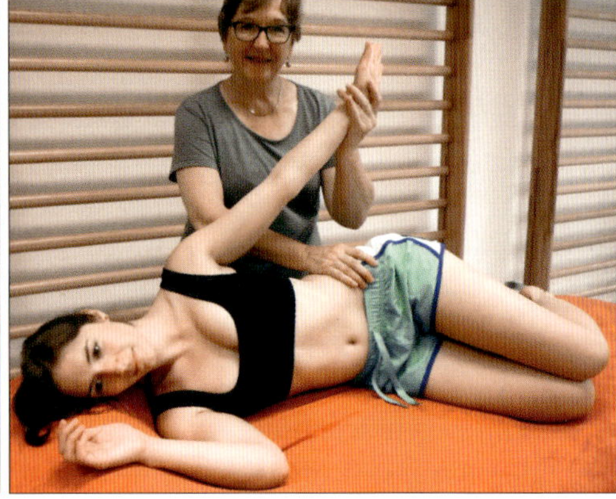

Abb. 28 Stemmen Endposition

wirkt sich weiter oben in der Brustwirbelsäule aus wenn der Arm mehr senkrecht zur Decke des Raumes gestreckt wird. Je tiefer der Patient den Arm streckt desto tiefer wirkt sich die Muskelspannung und der konkavseitige Zug an der Wirbelsäule aus.

- Wie auch bei der ersten Übung zum Erlernen der Konkavspannung darf sich das Schulterblatt nicht zur Wirbelsäule bewegen, sondern diese wird in den betroffenen Segmenten zur Schulter gezogen. Das Herausziehen der Wirbelsäule aus der Konvexität kann an den Dornfortsätzen getastet werden.

3. Theorie zur Therapie nach Diefenbach

Ich gehe von der im ersten Teil beschriebenen Hypothese aus, dass bei der Mehrzahl der idiopathischen Skoliosen eine Blockierung der Entwicklung vorliegt. Aus einer relativ harmlosen Streckkontraktur resultiert durch einen Faktor „X" eine seitliche Verbiegung, die dann durch körpereigene Reaktionen bzw. vermeintliche Kompensationsmechanismen und durch das Wachstum teilweise verheerende Folgen haben kann. Eine Mobilisation ohne Korrekturspannung könnte die Progredienz beschleunigen indem mit jeder Bewegung der Seitverbiegung und Rotation zugearbeitet wird.

Nachdem ich über 10 Jahre lang die klassischen Korrektursystheme mit der Konvex- und Konkavkorrektur nach Gocht-Geßner und Niederhöffer genutzt habe, entstand der Wunsch, die Korrekturwirkung zu intensivieren. In Zusammenarbeit mit einer Patientin entwickelte sich nach der Jahrtausendwende die Idee, das erste Symptom der Skoliose, die Strecksteife auch in die Korrektur einzubeziehen.

In Weiterführung der klassischen Korrekturbehandlung (Gocht-Geßner, Niederhöffer s.o.) und in Rückbesinnung auf das erste Symptom der Skoliose entwickelte ich Übungen mit dem Ziel der Wiedererlangung bzw. des Erhalts der Beugefähigkeit der betroffenen Segmente. Durch das Erfordernis die Beugung mit einer Korrektur zu verbinden entstanden die Übungen mit dynamischer Konvexkorrektur.

Zur Unterstützung der Konvex- bzw. Konkavspannung dienen Übungen aus den klassischen Systemen. Um die klassische Korrektur intensiver zu vermitteln, entwickelte ich Übungen mit einer Kombination aus statischer Konvex- und Konkavspannung.

Die neue dynamische Konvexkorrektur kombiniert die Flexion der Wirbelsäule mit der derotierenden Konvexspannung. Sie nutzt die Vergrößerung der Atembewegung im dorsalen Rippental während der Beugung zur Intensivierung der rotatorischen Korrekturkomponente. Korrigiert wird immer und ausschließlich die thorakale Hauptkrümmung. Bei der Flexionsbewegung kommt es nicht zu einer Verstärkung des Rippenbuckels, wie dies beim Vorbeugen geschieht, sondern er wird im Gegenteil durch die Konvexspannung verringert und das dorsale Tal wird erweitert.

Die Methode ist besonders wirksam bei sehr jungen Patienten mit noch wenig ausgeprägter Strecksteife und bei Skoliosen unter 25° nach Cobb, Sie kann erhaltend bzw. zur Verhinderung der Progredienz auch bei ausgeprägteren Krümmungen und natürlich korsettbegleitend angewendet werden.

Sogar nach abgeschlossenem Wachstum habe ich schon gute Erfahrungen mit der dynamischen Konvexkorrektur gemacht. Zuerst wird die Konvex- und Konkav-Spannung gelehrt. Gleichzeitig lernt der Patient, die dreidimensionale Thoraxkorrektur zu unterstützen durch Vergrößerung der Atembewegung in den Rippentälern. Anschließend werden die betroffenen Segmente mit speziellen Korrekturübungen in die Flexion mit dynamischer Konvexkorrektur mobilisiert, um der Fixierung entgegenzuwirken und die Bewegungsprogramme der Muskulatur auch in ihren tiefen Schichten dorsal wie ventral zu korrigieren.

Zusätzlich wird in der Therapie nach Diefenbach frühzeitig mit der Korrektur der querovalen Thoraxdeformierung begonnen, so dass durch Erhalt des sagittalen Thoraxdurchmessers eine Trichterbrust vermieden wird.

3.1. Bewegungs- und Innervationsprogramme

Die Korrektur durch gezielte Muskelkontraktion ist nur längerfristig wirksam wenn die korrigierenden Muskelkontraktionen in das Bewegungs- und Haltungsprogramm des Betroffenen integriert werden. Hierzu ist sensomotorisches Lernen, also Lernen von Bewegung notwendig. Der Patient muss zunächst seine schiefe Haltung erkennen um eine Motivation zur Veränderung des Status quo zu bekommen und um seine falschen Soll-Werte zu korrigieren. Mit Hilfe von verbalen, visuellen oder taktilen Informationen kann er dann lernen die muskuläre Korrektur durchzuführen. Indem er dies wahrnimmt beginnt er zu lernen die Korrektur zu reproduzieren. Zunächst geschieht das unbewusst, später wird ihn sein verändertes Haltungs- und Bewegungsgefühl dazu animieren, dies immer häufiger auch bewusst zu tun. Es entstehen neue Soll-Werte für Haltung und Bewegung. Um eine dauerhafte Veränderung im sensomotorischen System zu bewirken, müssen die Innervationsprogramme an die neuen Werte angepasst werden. Dies bedeutet, dass Efferenzen und Afferenzen der neuen Programme in den ständigen Gebrauch übergehen und automatisiert werden. Hierbei gilt die Homöostase-Regel der Trainingstherapie: Je länger eine Fertigkeit besteht, desto widerstandsfähiger wird sie gegen Veränderung. Denn synaptische Verbindungen werden dort intensiviert, wo sie häufig genutzt werden. Sind die Korrekturen in die Bewegungs- und Haltungsprogramme dauerhaft integriert, bemerken Betroffene und Therapeuten eine Veränderung der Haltungs- und Bewegungsmuster. Früher wurde dies als klinischer Erfolg jeder guten Skoliosebehandlung bezeichnet. Heute kann man sagen, dass dies durch eine Einflussnahme auf Nervenzellen und Synapsen der Bewegungsprogramme geschieht. Durch Untersuchungen (Karl Lashley et al.) weiß man, dass die Wiederholung von Bewegungsprogrammen die Innervationsprogramme zu Gunsten der am häufigsten genutzten Synapsen bzw. Muskelstränge verändert.

Die muskuläre Korrektur der Rumpfdeformierung hält anfangs nur so lange an, wie die Muskelkontraktion während der Übung dauert. Nur wenn durch die Therapie eine Veränderung des Haltungsbewusstseins und damit der Bewegungsprogramme des Patienten gelingt, kommt es zur Übernahme der Korrektur. Diese bleibt auch außerhalb der Therapie bestehen und verändert dauerhaft das Haltungs- und Bewegungsbild. Hierin liegt der eigentliche Schlüssel zum Erfolg der Skoliosebehandlung. Es ist nicht so sehr die Methode, die den Erfolg bringt, sondern die Fähigkeit des Therapeuten, diese Bewusstseins- und Bewegungsveränderung schnell und gezielt in Gang zu setzen und die präzise Konditionierung der neuen oder abgewandelten Bewegungsprogramme zu bewirken.

Um diese neuronale Wirkung zu unterstützen, nutzen alle brauchbaren Korrektursysteme zusätzliche Hausübungsprogramme. Durch sie lernt der Patient die Korrektur auch ohne Hilfe des Therapeuten umzusetzen. Zudem wird die Korrekturzeit dadurch verlängert und das Einschleifen der neuen, korrekturunterstützenden Bewegungsprogramme wird intensiviert. Denn die Relation zwischen Therapiezeit und Lebenszeit ist zu Beginn der Therapie ausgesprochen ungünstig. Das sensomotorische Lernen bewirkt mit der Veränderung der Bewegungsprogramme auch die Möglichkeit zur Veränderung des Bewegungsgefühls. Nicht die ein- oder zweimal wöchentliche Therapie ist entscheidend, sondern das tägliche Üben und die Motivation zum Lernen.

3.2. Lernhilfen

Beim Bewegungslernen ist wie beim Lernen überhaupt die Kooperation des limbischen Systems wichtig. Dieses System speichert vereinfacht gesagt die emotionale oder affektive Situation beim Lernen und fördert bei positiver Situation ein schnelleres und dauerhafteres Lernen. Vester bestätigt dies in seinem Buch „Denken, Lernen, Vergessen" schon in den 1980ger Jahren. Eine Veränderung der Bewegungsprogramme ist nichts anderes als „motorisches Lernen" und unterliegt auch diesen Einflüssen von Motivation oder Aversion.

Der Erfolg der therapeutischen Intervention wird gefördert durch ein positives emotionales Umfeld, in dem der Patient sich wohlfühlt, Vertrauen entwickelt und auch Spaß bei der Therapie hat. Eine aversive Einstellung zur Therapie wirkt auf körperlicher Ebene hemmend und erschwert oder verhindert die Veränderung der Bewegungsprogramme zur Korrektur der Skoliose.

Während die muskulären Möglichkeiten der Einflussnahme schon immer im Mittelpunkt des therapeutischen Interesses standen, muss das neuronale Wirkprinzip noch wesentlich bewusster in der Therapie eingesetzt bzw. berücksichtigt werden und ein wesentlicher Aspekt bei der therapeutischen Interaktion mit dem Patienten sein. Nur in einem partnerschaftlichen kooperativen Vertrauensverhältnis bietet sich die Möglichkeit zum optimalen Lernen. Die Einbeziehung des Patienten in den Zweck des therapeutischen Vorgehens gehört ebenso dazu, wie die ehrliche Rückmeldung, auch wenn sie manchmal kritisch sein mag.

3.3. DNA und Homöostase

In Tierversuchen wurde die enorme Regenerationsfähigkeit des Körpers durch die DNA schon nachgewiesen. Beim Menschen gibt es bisher darüber keine Studien, unter anderem, da sie ethische Probleme aufwerfen könnten. Doch sollte diese zusätzliche Möglichkeit der Optimierung der Therapie trotzdem bedacht werden, auch wenn zurzeit entsprechende Handlungsprämissen noch fehlen. Für die Steuerungskorrektur durch die DNA müssen wohl noch Forschungsergebnisse abgewartet werden. Vorerst wird immer wieder den Patienten die Vorstellung einer geraden Wirbelsäule vermittelt und ebenso einer symmetrischen Beweglichkeit. Dies unterstützt gleichzeitig die Reaktivierung der symmetrischen Bewegungsprogramme zur Flexion der betroffenen Segmente. Anders verhält es sich mit der

Homöostase-Regel der Trainingstherapie. Diese Regel besagt, dass die Systeme unseres Körpers innerhalb eines bestimmten Leistungsbereiches agieren. Dieser wird als Homöostase bezeichnet. Frei übersetzt könnte man sagen, es handelt sich um die gewöhnlichen oder üblichen Leistungen. Diese Homöostase festigt sich durch sich selbst und ist bestrebt, bei Veränderung immer zu ihrem letzten Ausgangsniveau zurückzukehren. Eine Veränderung wird umso schwieriger, je länger die Homöostase bestanden hat. Die Situation vor Beginn der Strecksteife ist die symmetrische Beugefähigkeit der Brustsegmente. Sollte diese rechtzeitig wieder konditioniert werden, wird die Homöostase in ihre letzte Position der symmetrischen Beweglichkeit zurückkehren. Sie wird dies umso schneller tun, je kürzer die Strecksteife besteht.

3.4. **Körperbewusstsein**

Durch die schleichende Verbiegung von Wirbelsäule und Thorax mit den beschriebenen Folgen für die angrenzenden Gelenke, passt sich der Patient mit seinem Körpergefühl der Deformierung an. Die daraus resultierende Inkongruenz zwischen Körpergefühl und Realität muss vom ersten Tag an in der Therapie deutlich gemacht und korrigiert werden. Andernfalls würden die asymmetrischen Bewegungsprogramme weiterhin die Deformierung unterstützen, da das Körpergefühl dem Patienten eine vermeintlich gerade Haltung signalisiert, die in der Realität aber nicht gegeben ist. Patienten müssen eine Korrektur der Soll-Werte ihres Haltungs- und Bewegungsgefühls erfahren, damit sie sich auch nur dann gerade fühlen, wenn sie es wirklich sind. Es müssen neben neuen symmetriefördernden Bewegungsprogrammen auch die zugehörigen Wahrnehmungen positiv verstärkt und implementiert werden.

Vom ersten Therapietag an lernt der Patient. Eine Skoliose ist nicht durch ein- oder zweimal wöchentliches Konsumieren der Therapie zu beherrschen. Nur durch tägliche Korrektur und tägliches Üben kann man sie während des Wachstums erfolgreich in den Griff bekommen. Das durch Lernen ständig verbesserte Körpergefühl, die Korrektur der Bewegungsprogramme und das Bewusstsein der realen Symmetrie erfordern die engagierte Mitarbeit des Patienten. Diese altersgemäß zu fördern gehört mit zu den wichtigsten Aufgaben des Therapeuten und ist Kennzeichen einer guten therapeutischen Beziehung. Solange ein Patient eine schiefe Wirbelsäule als gerade empfindet, ist keine Korrektur möglich.

3.5. Korrekturhindernisse

Diese im vorigen Kapitel beschriebene Verschiebung der Soll-Werte für Haltung und Bewegung initiiert den ersten Teufelskreis der Progredienz. Aus schief wird schiefer, solange das Wachstum das zulässt. Doch um das sich selbst erhaltende System der Skoliose zu unterbrechen und erfolgreich zu therapieren, müssen auch diverse andere pathologische Teufelskreise durchbrochen werden. Durch die Wirbelsäulenverbiegung entstehen Asymmetrien am Thorax und besonders an den proximalen Gelenken, die ihrerseits die Progredienz unterstützen. Es sind kleine aber keineswegs unwichtige Nebenschauplätze der Korrektur.

3.5.1. Thorax

Die Korrektur der Thoraxasymmetrie ist zentraler Aspekt der Korrekturübungen bei allen Korrektursystemen. Die Reaktivierung und Intensivierung der Atembewegung in den Rippentälern unterstützt die Reduzierung der Rippenbuckel und die Aktivität der Interkostalmuskulatur in den Rippentälern. Sie wird durch spezielle Techniken der Atemtherapie entweder zusätzlich konditioniert und geübt oder in die Korrekturübungen einbezogen. Die Thoraxdeformierung wird bei jedem Atemzug korrigiert, wenn die Atembewegungen hauptsächlich im ventralen und dorsalen Rippental stattfinden.

Die querovale Thoraxdeformierung muss ebenfalls möglichst rechtzeitig korrigiert werden. Denn die Mobilisation des Brustbeins nach vorn kann nur indirekt erfolgen und nur solange die ligamentären und knorpeligen Verbindungen zwischen Rippen und Brustbein noch weich genug sind. Ihre mit dem Wachstum zunehmende strukturelle Festigung erschwert die Korrektur der Trichterbrust durch Physiotherapie.

3.5.2. Lumbale Weichteilschrumpfung

Wie oben beschrieben, kann es durch die Seitverbiegung der Lendenwirbelsäule und Rotation des Thorax' dorsal zur einseitig verstärkten Näherung von Thorax und Becken kommen. Dies konnte früher bei extremer Deformierung zum Zusammenwachsen der unteren Rippen mit dem Beckenkamm führen. Nur bei rechtzeitiger therapeutischer Intervention ist der diesbezügliche Teufelskreis zu unterbrechen.

3.5.3. Rotatorisches Defizit der Hüftgelenke

Die einseitige lumbale Weichteilschrumpfung führt zu einer einseitigen Verringerung der Rückbewegung des Beckens beim Gehen. Die Rotationsbewegung des Beckens korrespondiert mit der Rotationsbewegung der Hüftgelenke. Die Rückführung des Beckens und Beines in der Abdruckphase erfordert die Innenrotation im Hüftgelenk, ebenso wie die Außenrotation beim Vorschwingen des Beines erfolgt. Durch lumbale Weichteilschrumpfung wird nach meinen Evaluationen nicht nur die Beweglichkeit zwischen Thorax und Becken sondern auch die Rotationsfähigkeit des meist gleichseitigen Hüftgelenks reduziert. Dies ist bei rechtzeitig einsetzender Therapie innerhalb weniger Tage auszugleichen, muss aber immer wieder während der Behandlungsphasen kontrolliert werden.

3.5.4. Gluteale Asymmetrie

Durch laterale Schwerpunktverschiebung bei unkompensierten Krümmungen, wird die Hüftmuskulatur der belasteten Seite stärker gefordert als die der Gegenseite. Besonders beim Gehen wird der Abdruck nach vorn und zur Gegenseite auf das andere Bein durch Einsatz der glutealen Hüftmuskulatur ermöglicht. Unter den hüftumgebenden Muskeln sind es besonders die Glutäen (M. glutaeus maximus, medius et minimus), die bei Minderbeanspruchung atrophieren. Diese Muskeln bestehen überwiegend aus weißen Fasern, die nur bei Bedarf phasisch aktiviert werden. Im Unterschied dazu werden rote Fasern tonisch, also dauernd innerviert. Die Muskeln mit überwiegend weißen Fasern neigen bei Unterforderung zur Atrophie.

3.6. Zusammenfassung

Nach meiner Ansicht liegt das Prinzip der Heilung in einer möglichst frühzeitigen Umkehr des pathologischen Geschehens auf breiter Ebene bei gleichzeitiger Korrektur in aufrechter Position und in der Bewegung.

Meine bisherigen Erfahrungen zeigen, dass das Wachstum nicht nur die Progredienz sondern auch die Heilung unterstützt, wenn entsprechende Übungen täglich durchgeführt werden und der Patient lernt, die Korrektur seiner Bewegungsprogramme umzusetzen. Hierfür muss der Anteil stabilisierender und mobilisierender Übungen der Umsetzungsfähigkeit des Patienten und der Ausprägung der Skoliose angepasst sein und die zusätzlichen Maßnahmen zur Beseitigung der Folgen der Skoliose müssen rechtzeitig eingeleitet werden. Dies ist nur möglich bei regelmäßiger und ausreichender Untersuchung und einer guten therapeutischen Beziehung zum Patienten mit hilfreichen therapeutischen Interaktionen.

4. Therapie nach Diefenbach

4.1. Therapiekonzept

Eine Skoliosebehandlung besteht aus Einleitung, Hauptteil und Schluss. Zur Einleitung bietet sich das Ausdauertraining an. Es dient neben der Erwärmung dem Erhalt oder der Verbesserung der Vitalkapazität. In den Pausen der Trainingsintervalle können Dehnlagerungen zur Korrektur der querovalen Thoraxdeformierung erfolgen. Zum Ausgleich der Dysbalancen im Bereich der Hüftgelenke folgen die Dehnungen der roten Hüftmuskulatur, der Ausgleich einer glutealen Dysbalance sowie die Rotationskorrektur bei ungleicher Hüftgelenksrotation.

Die Korrektur der lumbalen Weichteilschrumpfung bildet die Überleitung zum Hauptteil der Behandlung mit der Korrektur der Rumpfdeformierung. Ein Training der Bauchmuskulatur und die spezielle Atemtherapie leiten diese Korrektur ein. Die Korrekturübungen nach Diefenbach können eingeleitet oder ergänzt werden durch Übungen aus der klassischen Skoliosebehandlung (z.B. Niederhöffer oder Gocht-Geßner s.o.).

Bei der abschließenden Haltungsschulung wird sowohl die klassische Haltungskorrektur konditioniert als auch die symmetrische Beweglichkeit der Wirbelsäule gefördert.

4.2. Therapiebeschreibung

4.2.1. Ausdauertraining

Das Ausdauertraining bietet die Möglichkeit, die Erwärmung gleichzeitig für die Therapie der restriktiven Lungenfunktionsstörung zu nutzen. Es soll die Vitalkapazität erhalten oder sie wieder auf den Soll-Wert ansteigen lassen.

Die Wirbelsäule sollte dabei möglichst wenig gestaucht oder unkoordiniert mobilisiert werden. Gut geeignet ist Laufen am Ort oder auch vom Ort. Je leiser die Schritte sind, desto besser wird der Körper abgefedert. Zwei Methoden ermöglichen ein effektives Ausdauertraining:

- Bei der Dauermethode muss die Leistungsdauer mindestens 6 Minuten betragen. Das kardio-pulmonale System erhält einen ausreichenden Trainingsreiz wenn der Puls auf 200 Schläge minus Lebensalter angestiegen ist. Bei einer 15jährigen Patientin sollte die Frequenz demnach auf 185 Pulsschläge pro Minute ansteigen um einen ausreichenden Trainingsreiz anzuzeigen. Die Pulsmessung erfolgt während der ersten 15 Sekunden nach dem Training und wird auf die Minute umgerechnet. Geeignete Bewegungsabläufe sind z.B. Fahren auf dem Fahrradergometer oder Joggen auf dem Laufband. Findet das Training in einer schönen Landschaft statt kann auch ein Dauerlauf im Freien durchgeführt werden.
- Wegen der jugendlichen Patienten und der kürzeren Zeitdauer empfiehlt sich die Intervallmethode des Ausdauertrainings. Beim Intervalltraining müssen mindestens drei Kurzzeit – Leistungsintervalle von ca. 30 Sekunden Dauer aufeinander folgen. Zwischen zwei Leistungsintervallen liegt eine sog. unvollständige Erholungspause, in der der Patient sitzen, liegen oder langsam auf und ab gehen sollte. Die Pulsfrequenz soll während des Leistungsintervalls auf 30 Schläge in 10 Sekunden ansteigen. Nach dem Leistungsintervall wird kontinuierlich jeweils 10 Sekunden lang die Pulsfrequenz gemessen. Das nächste Leistungsintervall beginnt wenn die Pulsfrequenz erstmalig auf 22 oder weniger Schläge pro 10 Sekunden abgesunken ist. Ergibt die erste Messung nach der Leistung weniger als 27 Schläge in 10 Sekunden muss das zweite Leistungsintervall intensiviert werden. Dazu kann die Dauer des nächsten Intervalls verändert werden (bis 60 Sekunden) und/ oder die Bewegungsintensität gesteigert werden. Als Bewegungsablauf eignet sich das Laufen auf der Stelle ebenso wie das Laufen durch den Raum oder im Freien. Auch Laufen im Seil kann als Bewegungsablauf verwendet werden, falls der Patient es ausreichend gut beherrscht.

4.2.2. Dehnlagen bei querovaler Thoraxdeformierung

Die vertiefte Atmung nach dem Ausdauertraining oder auch in den Pausen des Intervalltrainings kann genutzt werden zur Therapie der querovalen Thoraxdeformierung durch eine Dehnlage.

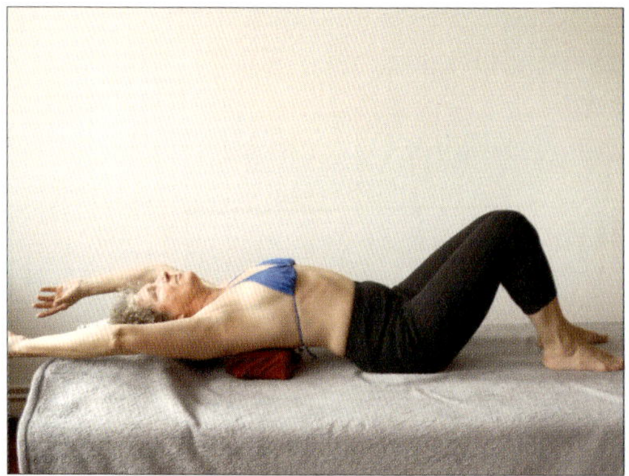

Abb. 29 Fisch als Dehnlage

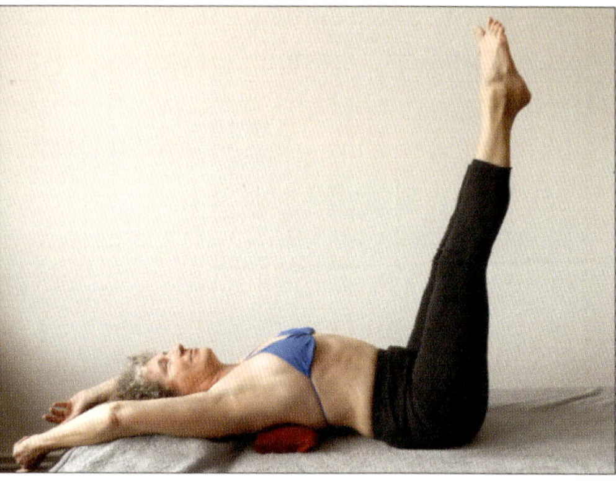

Abb. 30 Fisch mit erhobener Flosse

4.2.2.1. „Der Fisch"

Diese Dehnlage oder Stellung dient der Korrektur der querovalen Thoraxdeformierung bzw. Trichterbrust durch Förderung der costosternalen Atembewegung nach ventral.

In Rückenlage werden die Arme über dem Kopf abgelegt. Zur optimalen Dehnung der ventralen Thoraxbereiche sollte die mittlere Brustwirbelsäule mit einem Polster unterlagert werde (Abb. 29). Die Füße werden aufgestellt zur Entlastung der Lendenwirbelsäule. Um die Bauchatmung zu verhindern, können die Beine zur Decke gestreckt (Abb. 30) oder angehoben gelagert werden. Dies erinnert an den Fisch, der seine Schwanzflosse hebt.

In jedem Fall darf die Dehnung nur so stark sein, dass die Ventralbewegung des Brustbeins bei der Einatmung noch zu sehen ist.

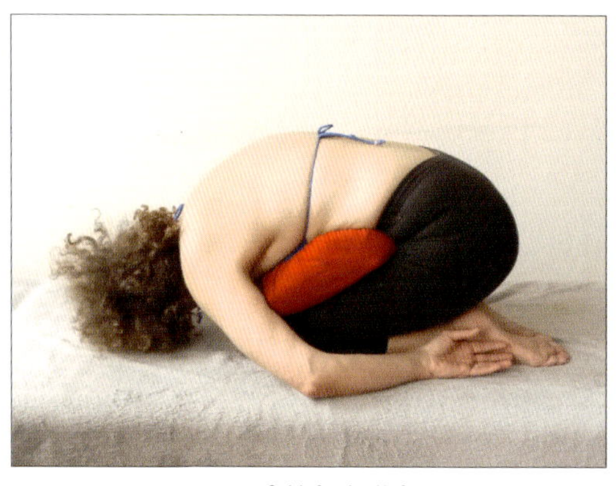

Abb. 31 Schlafender Käfer

4.2.2.2. „Der schlafende Käfer"

Diese Dehnlage (Abb. 31) wurde nach der unten beschriebenen Übung „Der Käfer" benannt. Sie dient wie „der Fisch" der Korrektur der querovalen Thoraxdeformierung, aber in diesem Fall mit Förderung der costalen Bewegung nach dorsal zur Verringerung der Strecksteife. Der Patient sitzt im Päckchensitz und zwischen Körper und Oberschenkeln liegt ein dickes Polster, so dass die Wirbelsäule in Beugung gelagert ist. Die Beugestellung der Brustwirbelsäule fördert das dorsale Anheben der Rippen. Bei der Lagerung kann zusätzlich der ventrale Rippenbuckel unterlagert werden, um die skoliotische Thoraxasymmetrie auszugleichen. Die Lagerung muss die relativ geringe Beugefähigkeit der Wirbelsäule berücksichtigen. Manche Patienten benötigen ein Polster unter dem Kopf, damit dieser nicht frei nach unten hängt.

4.2.3. **Dehnung der „roten Hüftmuskulatur"**

Das Muskelgleichgewicht zwischen beiden Hüftgelenken ist nur optimal zu erreichen, wenn auch die Dehnfähigkeit der Muskulatur mit überwiegend roten Fasern ausreichend und seitengleich ist. Die ischiocrurale Muskulatur, Hüftbeuger (M. iliopsoas und M. rectus femoris) und Adduktoren gehören zu dieser Muskelgruppe.

Nach meiner Erfahrung ist eine Dehnung der Adduktoren selten nötig. Wobei das Wort Dehnung nicht auf kontraktiles Gewebe anzuwenden ist sondern nur auf die elastischen Anteile (Faszien, Bindegewebe, Häute). Bei der kontraktilen Substanz muss eher von einer Veränderung der Längenbegrenzung gesprochen werden. Die Längenbegrenzung wird durch die Muskelspindel kontrolliert. Durch den täglichen Gebrauch wird besonders bei zweigelenkigen Muskeln ein Soll-Wert für die Verlängerung des Muskelbauches festgelegt. Wird dieser überschritten, wird das Gegenspannen zur Längenbegrenzung eingeleitet. Eine Veränderung des Soll-Wertes des Dehnungsrezeptors der Muskelspindel geschieht zeitsparend und schmerzfrei durch Nutzen der postisometrischen Relaxation (PIR).

Die Dehnung elastischer Strukturen erfolgt passiv. Am effektivsten ist eine 20 Sekunden dauernde Erstdehnung. Diese führt zur sog. Stressrelaxation der elastischen Fasern und kann durch ein paar anschließende kürzere passive Dehnungen optimiert werden.

Beim Test der Dehnfähigkeit deutet ein weiches Endgefühl und ein Dehnschmerz im Muskel-Sehnen-Bereich auf eine Veränderung der Längenbegrenzung hin. Bei verkürzten elastischen Strukturen ist das Endgefühl eher straff und der Dehnschmerz kann auch im Bereich der Faszien angegeben werden, bei der ischiocruralen Muskulatur z.B. am Unterschenkel auch wenn beim Test keine Dehnung der Wade stattfindet.

- Bei den Dehnübungen sollte die Wirbelsäule nicht mobilisiert werden.
- Änderung der Längenbegrenzung oder passive Dehnung kann der Patient auch allein ausführen.

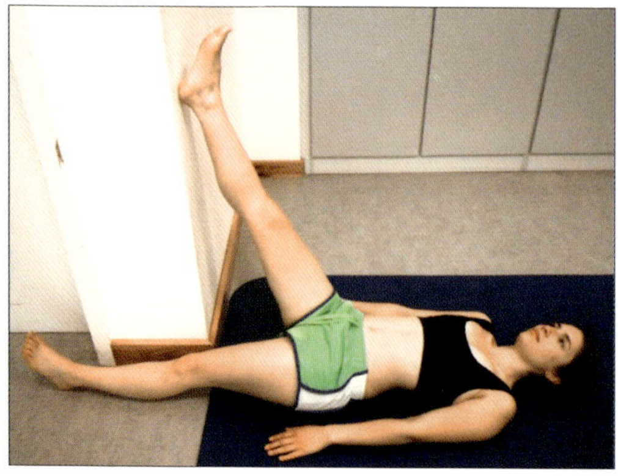

Abb. 32 Dehnung im Türrahmen

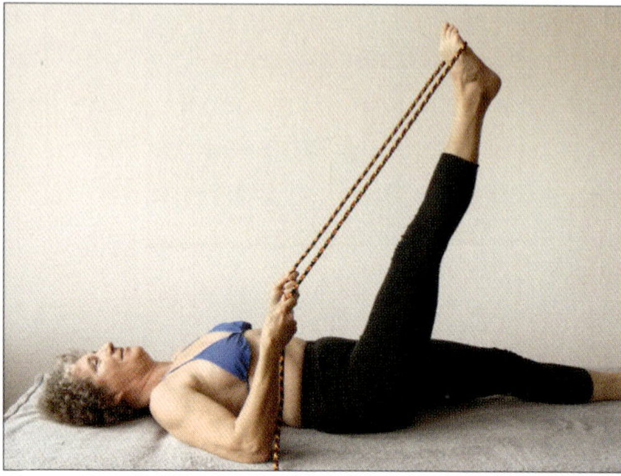

Abb. 33 Dehnung mit Seit

4.2.3.1. **Ischiocrurale Muskulatur**

Dehnung oder Änderung der Längenbegrenzung der ischiocruralen Muskulatur ist immer indiziert, wenn weniger als 90° Hüftbeugung bei gestrecktem Kniegelenk möglich sind.

PIR zur Veränderung der Längenbegrenzung der ischiocruralen Muskulatur wird aus Rückenlage bei gebeugtem Hüftgelenk über dem Kniegelenk durchgeführt. Die Technik wird als bekannt vorausgesetzt.

Auch allein kann der Patient diese Technik umsetzen, wenn er z.B. in der Türöffnung liegend den Fuß des zu dehnenden Beines im Türrahmen abstellt und die Anspannung an der Dehngrenze durch Druck gegen den Türrahmen ermöglicht (Abb. 32). In der Entspannung wird das Kniegelenk weiter gestreckt, indem der Fuß weiter am Rahmen entlang fährt. Die passive Dehnung ist ebenfalls so möglich. Sie kann auch aus Rückenlage erfolgen mit Hilfe eines Springseils (Abb. 33). Während der Patient mit dem Seil das im Kniegelenk gestreckte Bein im Hüftgelenk weiter in die Beugung zieht, muss er darauf achten, die Schultern auf der Unterlage zu lassen. Fortgeschrittene Patienten können beim Dehnen auf der thorakal konvexen Seite Shiften.

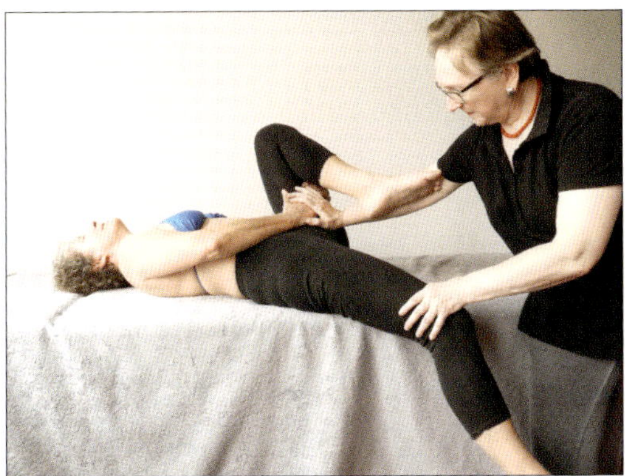

Abb. 34 Dehnung in Diagonallage

4.2.3.2. **Hüftbeuger**

Die Dehnung kann in der Diagonallage auf der Therapiebank durchgeführt werden (Abb.34). Zur Vermeidung der Beckenkippung muss der Oberschenkel des anderen Beins weit im Hüftgelenk gebeugt an den Bauch gezogen werden.

Nach der passiven Dehnung sollte eine aktive Kontraktion der Hüftbeuger aus der Dehnstellung heraus erfolgen. Die Behandlung beginnt mit der Dehnstellung und schließt mit der Kontraktion der gedehnten Muskulatur ab. Die Dehnung der Hüftbeuger an der Kante der Therapiebank ist sehr effektiv aber wenig alltagsorientiert.

Es empfehlen sich die folgenden beiden Ausgangsstellungen zur alltags- und gebrauchsorientierten Dehnung:

Die Dehnung der Hüftbeuger im Ausfallschritt (Abb. 35) stellt höhere Anforderungen an die Koordination des Patienten. Er muss seine Wirbelsäule strecken und durch die dazu notwendige Beckenaufrichtung wird die Muskulatur des hinteren Beines gedehnt. Den Effekt zeigt ein Dehnschmerz im Leistenbereich.

Etwas leichter als im Ausfallschritt ist die Dehnung im einseitigen Kniestand (Abb. 36). Der Patient muss wieder sein Becken aufrichten, bis er den Dehnschmerz im Leistenbereich des hinteren Beines spürt.

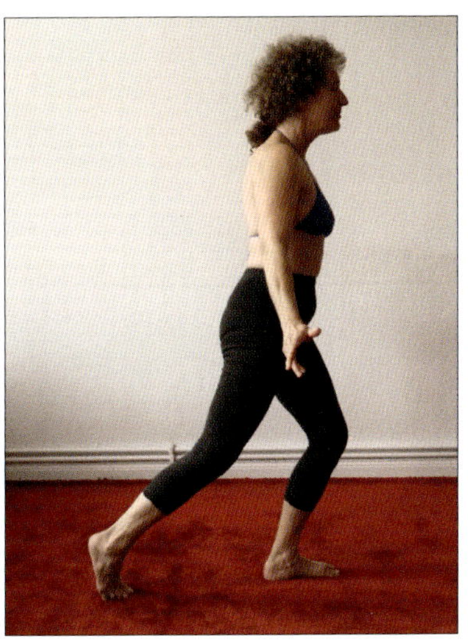

Abb. 35 Dehnung im Ausfallschritt

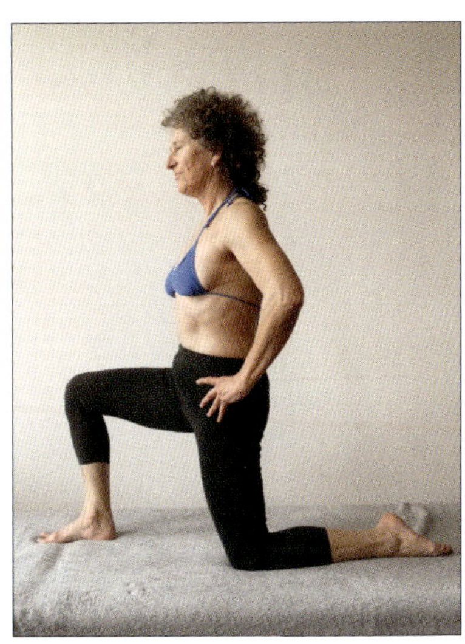

Abb. 36 Dehnung im einseitigen Kniestand

4.2.4. Ausgleich der Dysbalancen in der Lenden-Becken-Hüft-Region

Die Dysbalancen zeigen sich in Kraftungleichgewichten der glutealen Muskulatur, verminderter Rotationsbeweglichkeit eines Hüftgelenks, einseitigem Kraftdefizit der Außenrotatoren sowie in der einseitigen lumbalen Weichteilschrumpfung.

4.2.4.1. Kräftigung der glutealen Hüftabduktoren

Bei der Kräftigung der kleinen Glutäen ist ein ziehender Schmerz am gleichseitigen Trochanter major ein Hinweis auf ein wirkungsvolles Training. Sollte dieses Ziehen auf die Gegenseite überspringen, muss die Übung beendet werden. Die gluteale Muskulatur der Gegenseite ist auszuschalten durch die Flexion im gegenseitigen Hüftgelenk.

In Rückenlage wird das Bein der schwächeren Seite seitlich von innen an ein Sesselbein, Tischbein oder an die Wand gelegt. Auf der anderen Seite wird der Fuß aufgestellt. Nun das gestreckte Bein kräftig nach außen unten gegen das Hindernis drücken. Dabei soll sich das Becken auf der trainierten Seite anheben (Abb. 37). Die Kontraktion einige Sekunden halten und einige Male wiederholen.

Die einseitige Kräftigung der kleinen Glutäen kann auch aus Seitlage erfolgen (Abb. 38) mit isometrischem Training gegen Widerstand oder Training mit dynamisch konzentrischer oder exzentrischer Kontraktion. Das Hüftgelenk darf nicht gebeugt werden d.h. die Ferse muss sich hinter der Frontalebene also hinter dem Becken befinden. Für sportlichere Patienten bietet das einseitige Hochstemmen des Beckens aus dem Unterarmstütz eine gute

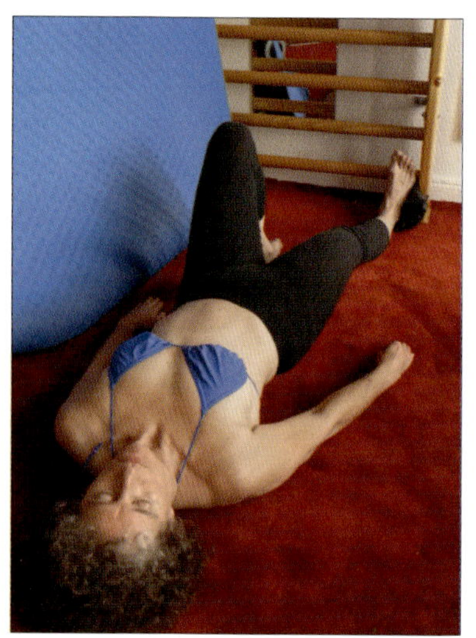

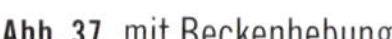

Abb. 37 mit Beckenhebung

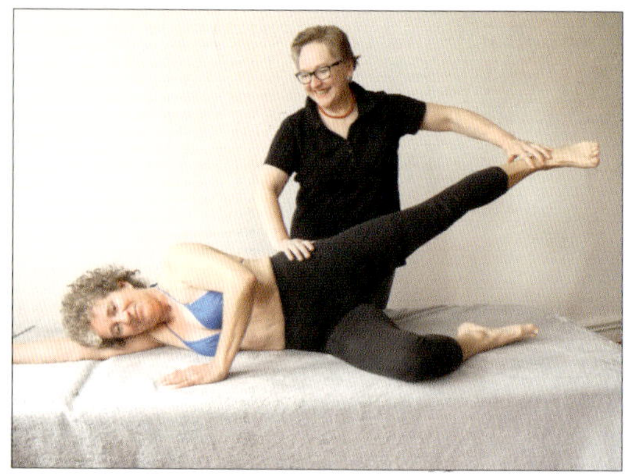

Abb. 38 aus Seitlage

Möglichkeit zur Kräftigung (Abb. 39). Eine Verstärkung der Skoliose muss verhindert werden, wenn die konvexe Seite oben ist. Dies geschieht z.B. durch Shifting, welches durch den oberen Arm eingeleitet wird. Befindet sich die konvexe Seite unten, wird die Hauptkrümmung durch das Hochstützen ausreichend gesichert.

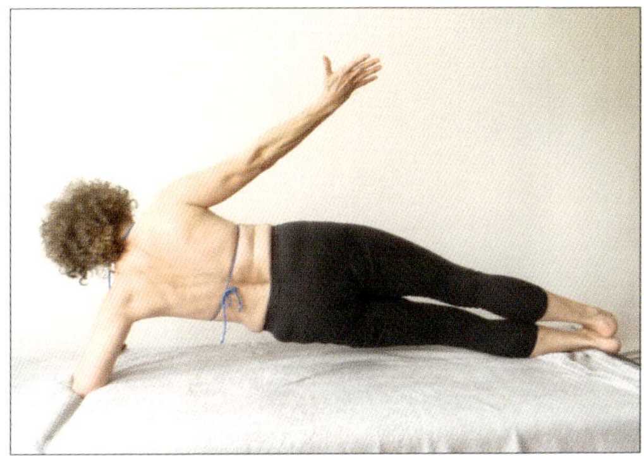

Abb. 39 Hochstemmen mit Konvexkorrektur

4.2.4.2. Rotationskorrektur am Hüftgelenk „Die kleine Schraube"

Die Übung dient hauptsächlich der Mobilisation der Hüftgelenke in die Rotation, ermöglicht aber auch eine Kräftigung der kleinen Glutäen aus dem Seitsitz. Das obere Bein wird vor dem Körper außenrotiert gebeugt (Abb. 40) und im weiten Bogen über die Seite nach hinten geführt (Abb. 41). Dort kann dann die Kräftigung der kleinen Glutäen erfolgen indem das Bein etwa 20mal weiter nach oben gefedert wird. Gleichzeitig eignet sich diese Übung auch für den Rotationsausgleich am Hüftgelenk. Zur Förderung der Außenrotation wird die Bewegung des Beines nach vorn vor den Körper intensiviert (Abb. 40). Die Rückbewegung über die Seite nach hinten fördert die Innenrotation (Abb. 41).

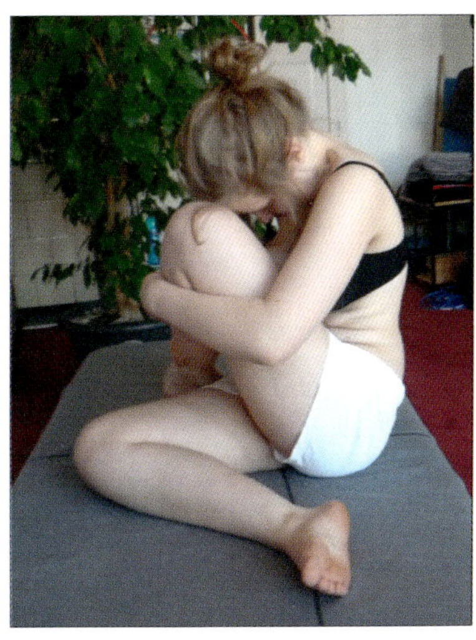

Abb. 40 Anfangsposition

4.2.4.3. Kräftigung der glutealen Hüftstrecker

Obwohl in den meisten Fällen die glutealen Abduktoren betroffen sind, kann es auch zur einseitigen Atrophie der glutealen Strecker kommen. Bei der Kräftigung der glutealen Strecker muss ein Einsatz der lumbalen Rückenstrecker und eine kompensatorische Beckenkippung verhindert werden. Dies ist z. B. gut möglich im einseitigen Päckchensitz, am günstigsten etwas erhöht auf einer Therapiebank

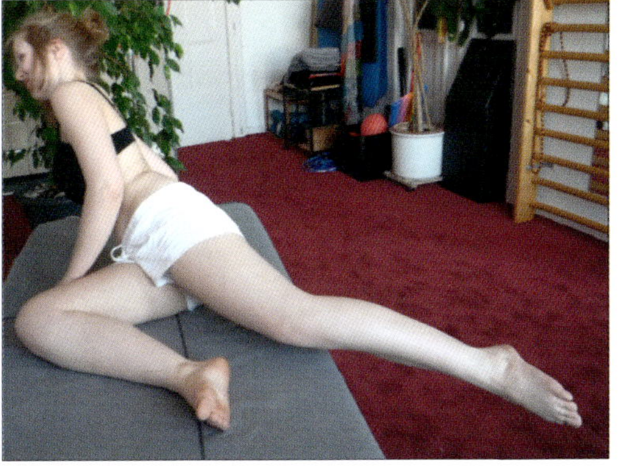

Abb. 41 Endposition und Kräftigung

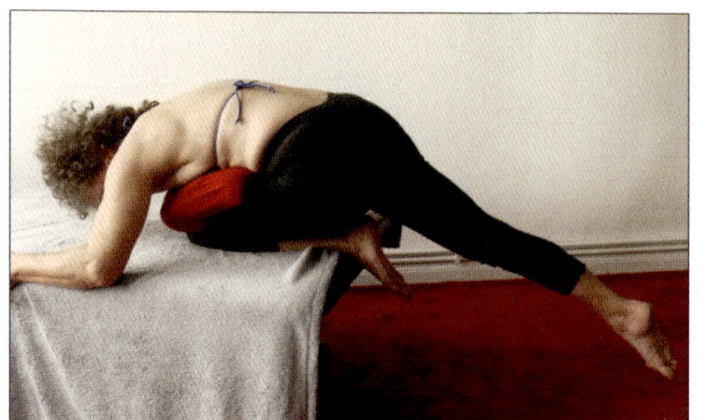

Abb. 42 Kräftigung der glutealen Hüftstrecker

(Abb. 42). Das hintere Bein liegt mit dem Fußrücken am Boden. Es wird gestreckt angehoben und am Bewegungsende einige Male kräftig nach oben gefedert. Das Becken darf nicht angehoben werden. Die Beckenkippung wird durch die starke Hüftflexion auf der Gegenseite verhindert.

4.2.4. 4. Verbesserung der Außenrotation und Konditionieren der Außenrotatoren

Im Zusammenhang mit der einseitigen lumbalen Weichteilschrumpfung kann sich auch die Hüftgelenksrotation verändern. Bisher ist dieses Phänomen noch zu wenig untersucht, als dass sich schon Regeln ableiten ließen. Allerdings habe ich bei vielen Patienten eine gut therapierbare Asymmetrie der Rotation der Hüftgelenke gefunden, bei der auch eine einseitige Kraftreduzierung der Außenrotatoren auffiel.

Übung in Entlastung

- In Rückenlage wird das betroffene Bein aufgestellt, das nicht betroffene wird mit beiden Händen am Körper gehalten (Abb. 43).
- Nun das betroffene Bein langsam in Außenrotation zum Boden absenken. Dort kann zusätzlich das Kniegelenk einige Male in die Unterlage gedrückt werden zur Aktivierung der Außenrotatoren (Abb. 44).

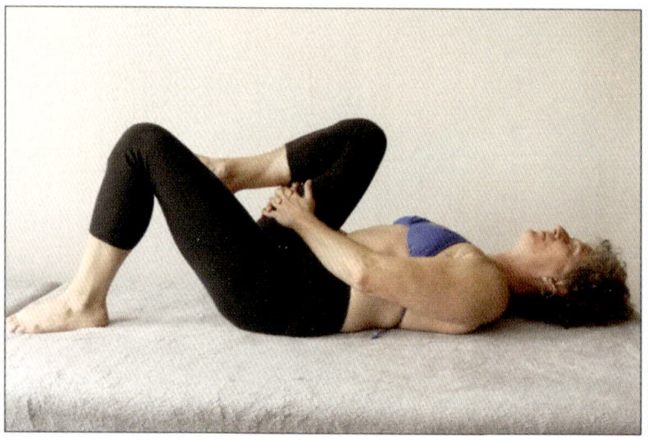

Abb. 43 Anfangsposition

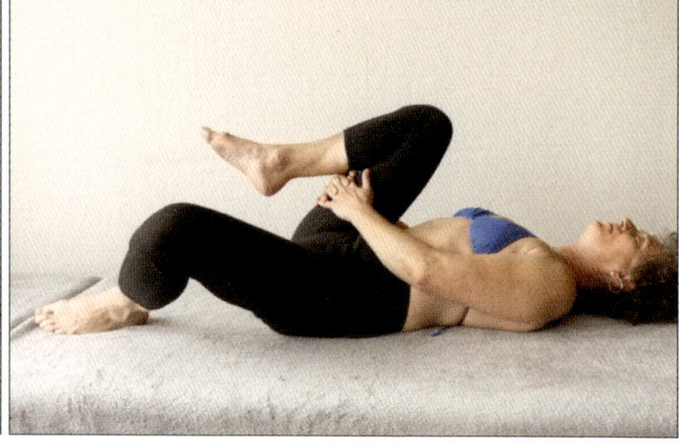

Abb. 44 Endposition

Übung in Belastung

– Im Einbeinstand ist das betroffene Bein angehoben und der Fuß am Oberschenkel des Standbeins abgestützt. Nun das Bein einige Male weit nach außen drehen, ohne das Becken mit nach hinten zu bewegen (Abb. 45). Bei Unsicherheit kann der Patient sich mit einer Hand seitlich abstützen.

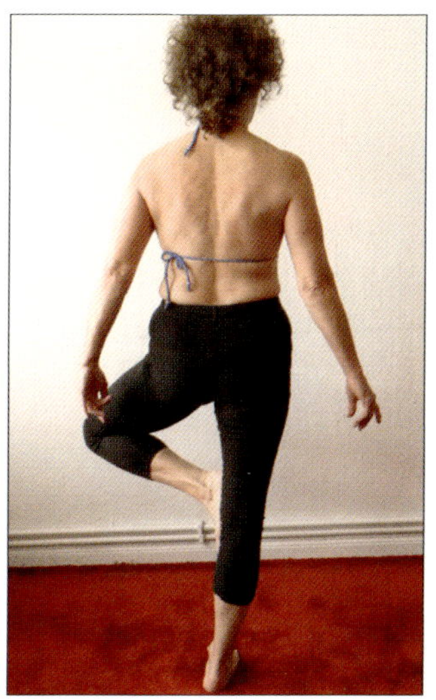

Abb. 45 Konditionieren der Außenrotatoren in Belastung

4.2.5. Brustdrehdehnlage und Thorax-Becken-Spirale

4.2.5.1. Brustdrehdehnlage

Bei einseitiger Schrumpfung der lumbalen Weichteile sollte zur Dehnung der betroffenen Seite die Brustdrehdehnlage durchgeführt werden. Der Patient legt sich in die Seitlage, die zu dehnende Seite liegt oben. Das untere Bein ist in Hüft- und Kniegelenk gebeugt. Der untere Arm wird hinter den Körper gelegt und der obere Arm nach oben neben den Kopf. Den Kopf zum hinteren Arm gedreht ablegen. Das obere Bein wird nach hinten gestreckt und hängen gelassen. Das Becken dreht mit dem oberen Bein nach hinten, Schultergürtel und Kopf liegen gegengedreht (Abb. 46). In der Dehnlage sollte der Patient ca. 20 Sekunden bleiben.

Um die Dehnung zu unterstützen, kann er kleine beckenaufrichtende Bewegungen durchführen. Durch Dehnzüge kann der Therapeut zusätzlich das Gewebe stressen und die Dehnung intensivieren. Der Thorax wird nach schräg vorn gedreht und das Becken nach hinten unten gezogen (Abb. 47).

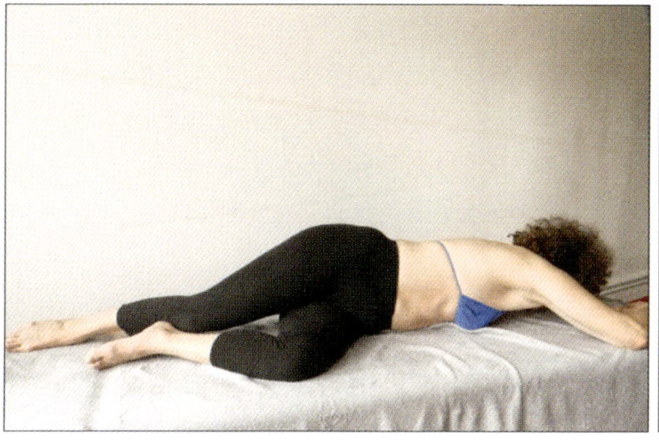

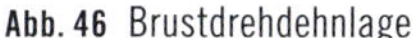

Abb. 46 Brustdrehdehnlage

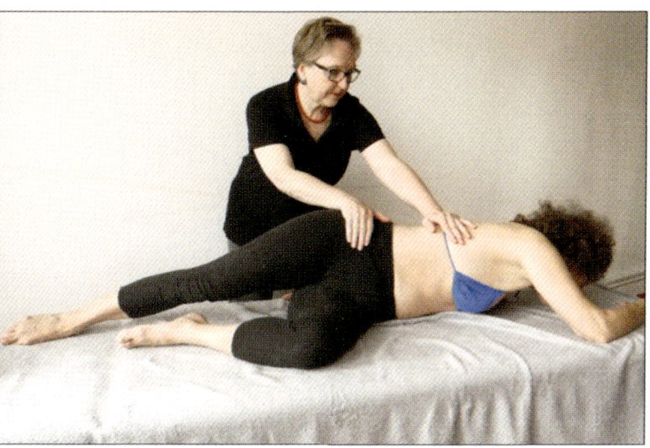

Abb. 47 Brustdrehdehnlage mit Dehnzug

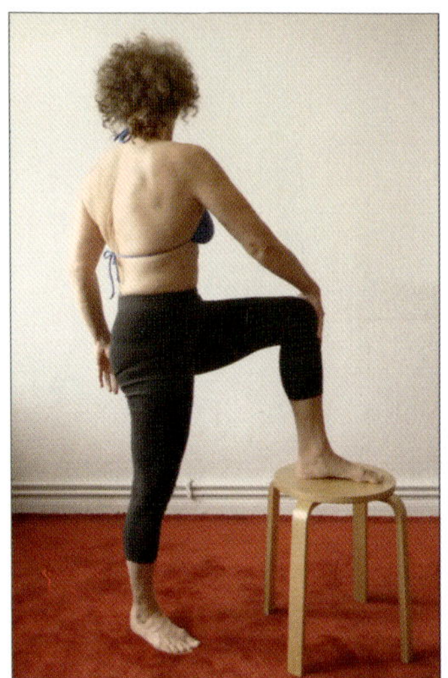
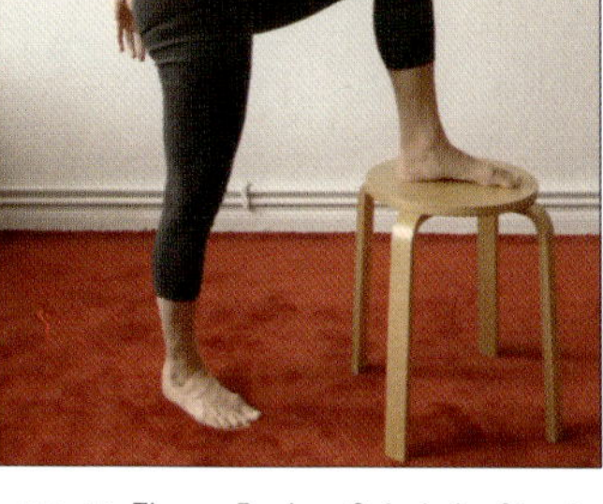

Abb. 48 Thorax-Becken-Spirale im Stand

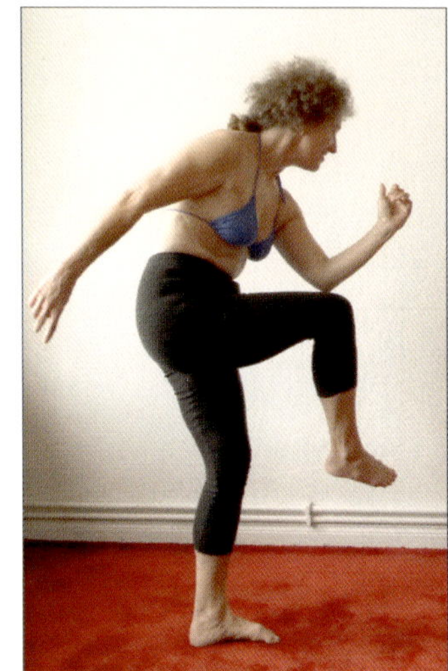

Abb. 49 Kreuzschritt Anfangsposition

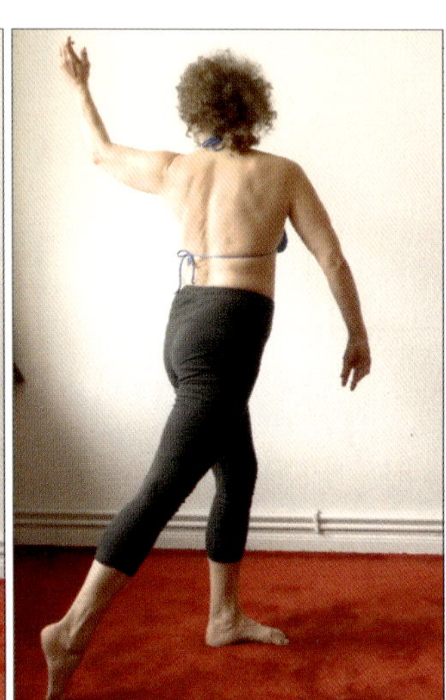

Abb. 50 Endposition

4.2.5.2. **Thorax-Becken-Spirale im Stand**

Die Umsetzung in die Belastung findet im Stand mit einem Fuß auf dem Hocker und entsprechender Rumpfrotation statt. Das Bein der zu dehnenden Seite steht am Boden, der Fuß des anderen Beins steht auf einem Hocker. Der Schultergürtel wird nun zur Seite des Beines auf dem Hocker gedreht (Abb. 48). Die Dehnung bis zu 20 Sekunden halten. Die Bewegung einige Male wiederholen.

4.2.5.3. **Thorax-Becken-Spirale mit Kreuzschritt**

Mit Kreuzschritten entlehnt aus dem Jazz-Dance kann diese Korrektur dynamisch am Ort durchgeführt werden. Das Bein der zu dehnenden Seite und der gegenseitige Ellenbogen werden vor dem Körper zusammengeführt (Abb. 49). Dann wird das Bein nach hinten zum Boden gestreckt und der Arm in die Seithalte bewegt, während der Schultergürtel und besonders der Thorax zur Gegenseite drehen (Abb. 50). Die Bewegung wird in zügigem Tempo mehrmals wiederholt. Es kann auch Musik als Rhythmusgeber genutzt werden.

Die einseitige Drehung des Thorax' gegen das Becken ist besonders wichtig für die Fortbewegung. Denn durch die einseitige lumbale Weichteilraffung wird bei jedem zweiten Schritt die skoliotische Deformierung unterstützt indem der dorsale Rippenbuckel mit dem Becken nach hinten gezogen wird.

4.2.6. Dynamische Konvexkorrektur

„Der **Käfer**“

Die Übung eignet sich zum Erlernen der Wirbelsäulenbeugung und der dynamischen Konvexkorrektur.

Der Patient steht im 4-Füßler-Stand und beugt und rekliniert im langsamen Wechsel die Wirbelsäule. Zuerst muss der Patient lernen, die Ellenbogen in leichter Beugestellung zu halten und nicht mit zu bewegen. Er nähert seinen Scheitel der Symphyse. Bei endgradiger Beugung wird eine Gesäßspannung sichtbar und spürbar. In der zweiten Phase beginnt der Therapeut – besonders während der Beugung – mit der manuellen Korrektur der thorakalen Hauptkrümmung (Abb. 51). Er intensiviert die Flexion ventral von der konkaven Seite her und bremst sie dorsal konvexseitig. Der Patient soll versuchen, die Korrektur zu übernehmen. Es soll eine möglichst symmetrische Bewegung von Wirbelsäule und Thorax erreicht werden. Der Patient wird verbal und taktil über die Bewegungsqualität informiert, um ein Bewegungsgefühl für die dynamische Konvexkorrektur der betroffenen Segmente zu bekommen. Er erhält den Auftrag, beide Bewegungen gleichmäßig kräftig und langsam durchzuführen und sich nicht den redressierenden Griffen des Therapeuten zu widersetzen.

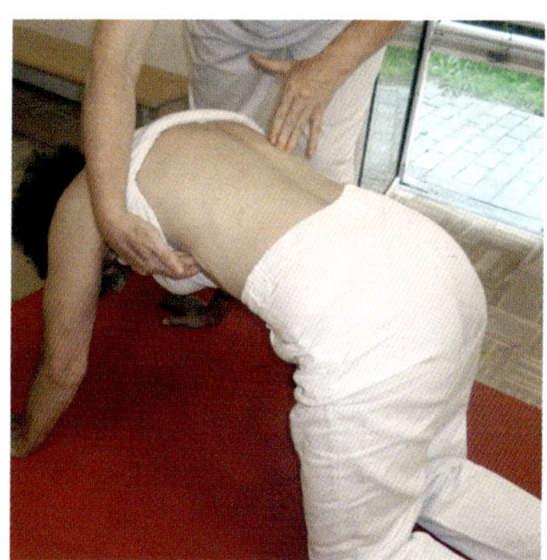

Abb. 51 „Der Käfer“ mit Korrektur

Anfangs wird die Rotation auf Schulter oder Becken weiterlaufen. Die selektive Rotation eines Wirbelsäulenabschnittes muss erst erlernt werden. Erst wenn die Bewegung mit der dynamischen Konvexkorrektur sicherer geworden ist, werden weiterlaufende Bewegungen korrigiert. Damit wird die Rotation und Konvexkorrektur auf den Wirbelsäulenabschnitt der Hauptkrümmung fokussiert. Die Flexionsbewegung kann auch mit der Inspiration verbunden werden, um die Rippen dorsal im Rippental unterstützend einzubeziehen. Und sie kann über zwei bis drei Einatmungen in korrigierter Beugestellung gehalten und verstärkt werden. Dazu ist es erforderlich, dass der Patient gelernt hat, die Atembewegung ausschließlich im dorsalen Rippental zuzulassen (s.u. spezifische Atemtherapie).

Bei seinen Ansagen muss der Therapeut berücksichtigen, dass eine symmetrische Bewegung für den Patienten vom Bewegungsgefühl her eine asymmetrische Bewegung ist.

„Kieselstein“

Ebenso wie der Käfer eignet sich der Kieselstein zum Erlernen der dynamischen Konvexkorrektur. In diesem Fall findet die Korrektur bei belasteter Wirbelsäule im Sitz auf dem Hocker statt.

Die Wirbelsäule wird gebeugt indem der Patient bei Rückverlagerung des Körpers seinen Scheitel der Symphyse nähert. Der Therapeut korrigiert manuell die Rotation und Seitverbiegung der thorakalen Hauptkrümmung während der Beugung. Er fördert die Beugung ventral auf der konkaven Seite und bremst Beugung und Seitverbiegung dorsal konvexseitig. Zuerst versucht der Patient die Korrekturbewegung nachzuspüren, anschließend übernimmt er sie. Die Beugung darf nur so weit ausgeführt werden, wie die Korrekturbewegung möglich ist (Abb. 52). Im besten Fall sieht der Thorax beim Beugen dorsal symmetrisch aus.

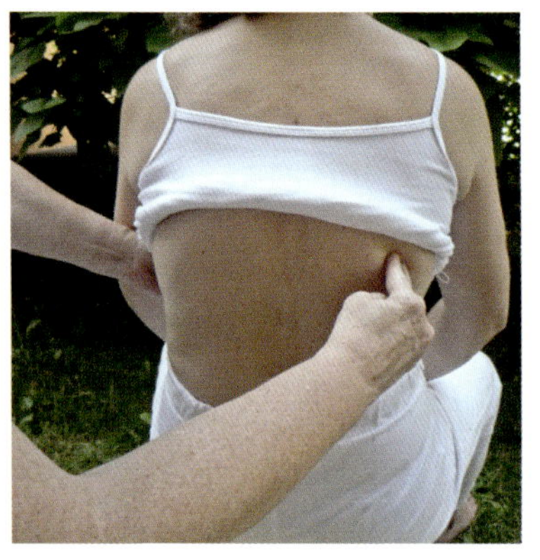

Abb. 52 „Kieselstein“

Der Patient kann über einige Einatmungen in der korrigierten Beugestellung bleiben und bei jeder Einatmung die Bewegung im dorsalen Rippental vergrößern. Damit intensiviert er die Konkavspannung der Korrektur.

4.2.7. **Bauchmuskelkräftigung**

Die Bauchmuskulatur ist von entscheidender Bedeutung für die Dreidimensionalität der Korrektur. Allerdings wird dafür weniger die Kraft, als vielmehr die Koordinationsfähigkeit dieser Muskeln benötigt. Insofern könnte das Kapitel statt Kräftigung auch Konditionierung der Bauchmuskulatur heißen. Dieser Therapieteil integriert die dynamische Konvexkorrektur in die Übung „Der Kahn“, lehrt die spezielle Anspannung des M. obl. abd. externus am ventralen Rippenbuckel und konditioniert die Bauchmuskulatur zur Stabilisation der Lendenwirbelsäule in Streckung.

4.2.7.1. **„Der Kahn“**

Der Patient liegt in Rückenlage, die Füße sind aufgestellt. Vom Kopf her beugt er langsam die Wirbelsäule. Die Arme werden seitlich an den Beinen vorbeigeführt (Abb. 53). In dieser Position bildet er den Kahn. Die Unterseite des Körpers entspricht dem Boden des Kahns, der Nacken ist der

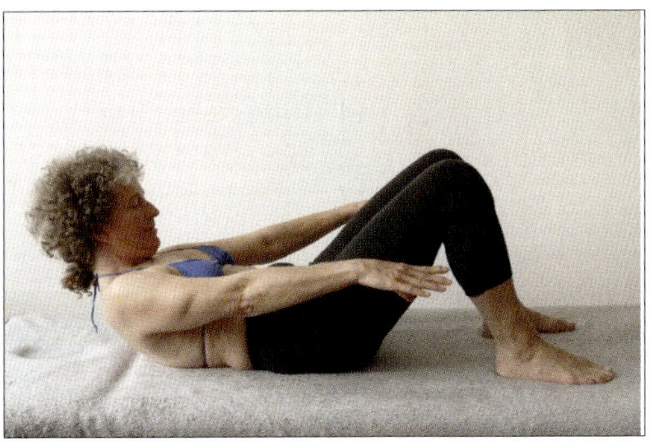

Abb. 53 „Kahn“

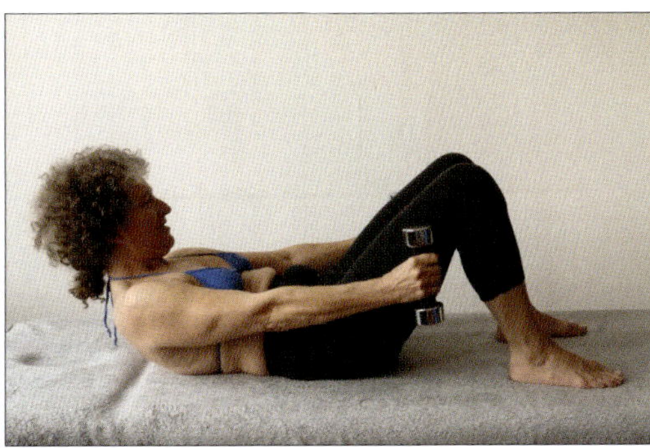

Abb. 54 „Kahn“ erleichtert

Bug und Becken und Beine sind das Heck. Die Wirbelsäulenbeugung ist beendet mit Einsetzen der Hüftbeugung. Neben der Kräftigung der Bauchmuskeln soll die Übung „Der Kahn“ im Bereich der Hauptkrümmung die dynamische Konvexkorrektur konditionieren. Dazu muss die Bewegungsführung asymmetrisch sein. Ähnlich wie beim „Käfer“ kommt es zu einer Rotationsbewegung mit Konvexspannung und Korrektur der thorakalen Hauptkrümmung. Da sich bei Flexion die Rotation der Krümmung verstärkt, muss der Patient während der Flexion gegendrehen. Dies wird umgesetzt, indem die Flexionsbewegung ventral konkavseitig verstärkt und dorsal konvexseitig gebremst wird. Dadurch wird eine Konvexspannung erzeugt und gleichzeitig die Streckkontraktur, die Seitverbiegung und die Rotation korrigiert.

Der Kahn kann zur Kräftigung der Bauchmuskulatur etwa 20mal durchgeführt werden. Der Therapeut redressiert dabei den ventralen und dorsalen Rippenbuckel und leitet die Rotation mit taktiler Information ein. Die Beugung darf nur so weit zugelassen werden, wie sie annähernd symmetrisch ohne Verstärkung der skoliotischen Rotation erfolgt. Nach einiger Zeit wird sich die Symmetrie der Bewegung verbessern und das Bewegungsausmaß vergrößern, je mehr sich der Patient in seiner Bewegungsführung den taktilen Informationen anpasst. Bei Patienten mit ausgeprägter Streckkontraktur ist diese Übung gar nicht mehr möglich oder sie benötigen eine Hilfe. In diesem Fall kann der Patient Hanteln (ca. 2kg) in die Hände nehmen (Abb. 54). Das Hantelgewicht wirkt jenseits des Drehpunktes (Becken) als Hilfe für die Beugung.

Während der Beugephase kann die Einatembewegung besonders intensiv nach dorsal in das Rippental verlagert werden, um die Konkavkorrektur zu integrieren und die Wirkung im Rippental zu intensivieren. Die Beugeposition wird über 2–3 Einatmungen gehalten.

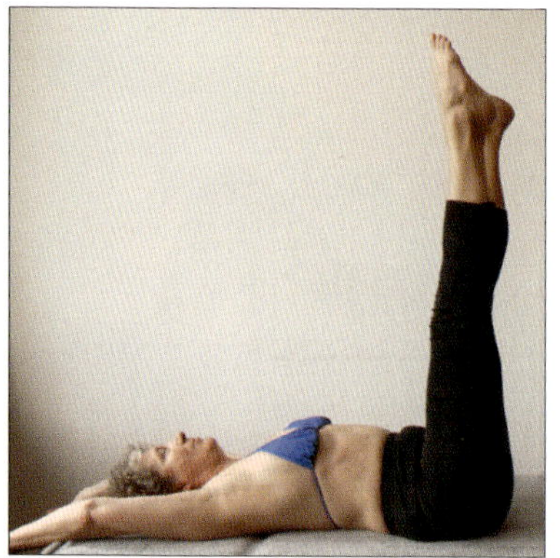

Abb. 55 Fisch mit gehobener Flosse

4.2.7.2. **„Kahn und Fisch“**

Während der auf den „Kahn“ folgenden Streckung kann die Ventralbewegung des Sternums bei der Inspiration intensiviert werden durch die „Fischposition“. Dies ist besonders wichtig bei Patienten, die noch eine Neigung zur Trichterbrust haben. Der Patient liegt in Rückenlage. Die Füße sind aufgestellt. Falls dies möglich ist, liegt er mit etwas abgesenktem Oberkörper oder ein Polster liegt mittig unter der Brustwirbelsäule.

Mit der Ausatmung erfolgt vom Kopf her die Beugung der Wirbelsäule zum Kahn.

Während der nächsten 2–3 Einatmungen bleibt er in dieser Kahnstellung. Mit jeder Einatembewegung wölbt sich besonders konkavseitig der Boden des Kahnes nach unten und die symmetrische Flexion der Wirbelsäule wird verstärkt. Anschließend wird mit der Ausatmung der Körper wieder zurückgelegt und indem die Arme über den Kopf zum Boden geführt und die Beine gestreckt angehoben werden, entsteht der „Fisch“ (Abb. 55). Falls die Bauchmuskulatur noch zu schwach ist, können die Füße auch aufgestellt bleiben. Die nächsten zwei bis drei Einatmungen führen das Brustbein nach vorn oben, der Thorax bewegt sich ventral besonders im Rippental. Zusätzlich baut der Patient eine Konvexspannung dorsal auf. Danach wird mit der Ausatmung aus dem Fisch der Kahn. Kahn und Fisch werden einige Male wiederholt und mit dem Fisch beendet.

4.2.7.3. **„Externus-Kreis“**

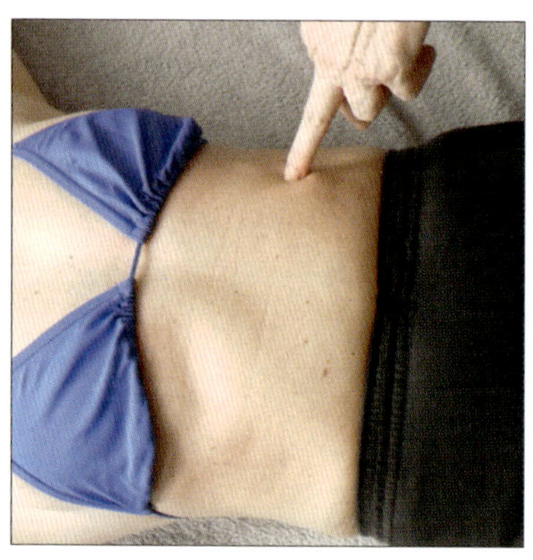

Abb. 56 Externus-Spannung links

In Vorbereitung und zur Unterstützung der Korrekturspannung von ventral dient der „Externus-Kreis“. Er verhilft zu einem besseren Gefühl und der besseren Koordination des M. obliquus abdominis externus auf der Seite des ventralen Rippenbuckels. Er ist somit wichtig für die Korrektur des ventralen Rippenbuckels und komplettiert die dorsale Konvexspannung ventral.

Der Patient liegt in der Rückenlage. Er hat die Füße aufgestellt und die Hände liegen unter dem Kopf. Zuerst spannt er den Muskel der linken Seite an (Abb. 56), dann den der rechten Seite dazu. Beide Seiten werden entspannt. Besonders wichtig ist die Anspannung des Muskels auf der Seite des ventralen Rippenbuckels.

Der Bauchmuskelkreis wird mehrmals durchgeführt. Anfangs wird ein taktiler Reiz am unteren Rippenbogen nötig sein, um den einzelnen Muskelteil zur Anspannung zu bringen.

4.2.7.4. **Kräftigung der Bauchmuskeln bei gestreckter Wirbelsäule**

Die Ausgangsstellung ist die Rückenlage mit Händen unter dem Kopf und aufgestellten Füßen. Beide Ellenbogen liegen am Boden. Ist dies nicht möglich, werden die Arme in U-Halte abgelegt. Auf jeden Fall sollte die Armstellung symmetrisch sein.

Jede Übung beginnt damit, dass die Lendenwirbelsäule gleichmäßig fest auf die Unterlage gebracht wird indem durch Bauchmuskelspannung Thorax und Becken sich vorn nähern (Abb. 57). Die Wirbelsäule ist nun gestreckt, die Bauchdecke ist flach aber nicht eingezogen. Beide unteren Thoraxränder sind gleichmäßig caudalisiert.

Beide Beine werden nacheinander an den Bauch gezogen (Abb. 58 + 59). Sie werden bei den Übungen als Hebel eingesetzt, um die Bauchmuskelspan-

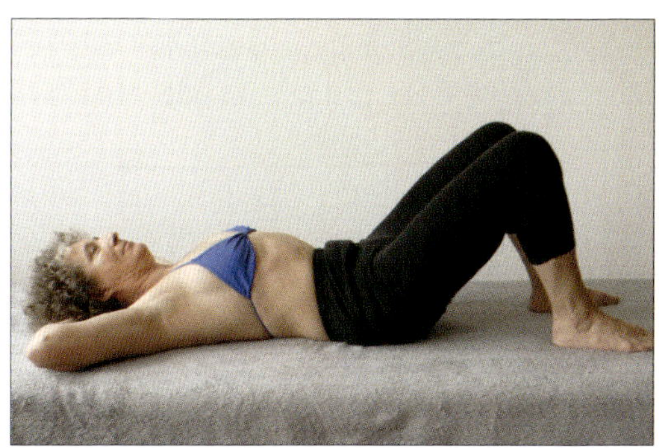

Abb. 57 Anfangsposition

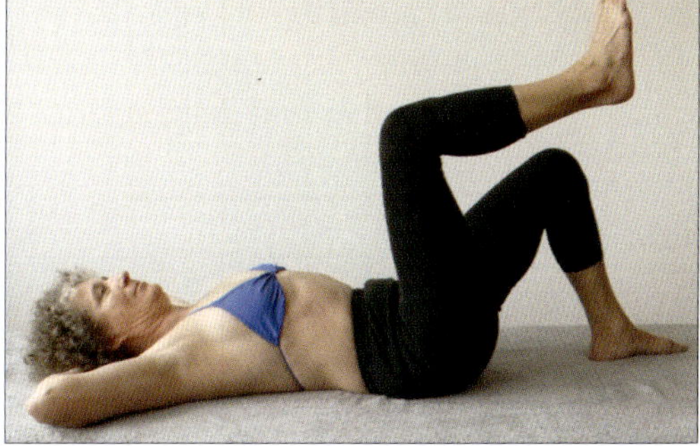

Abb. 58 Anbeugen eines Beines

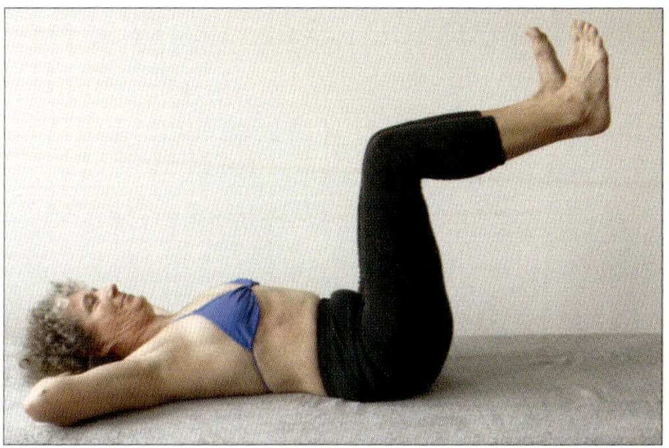

Abb. 59 Endposition der Einleitung

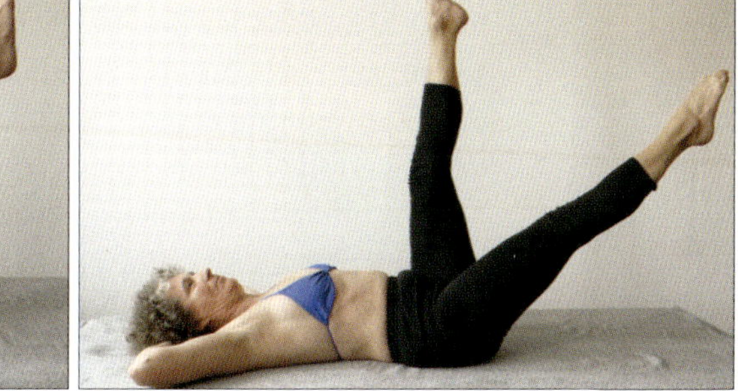

Abb. 60 Beinbewegung

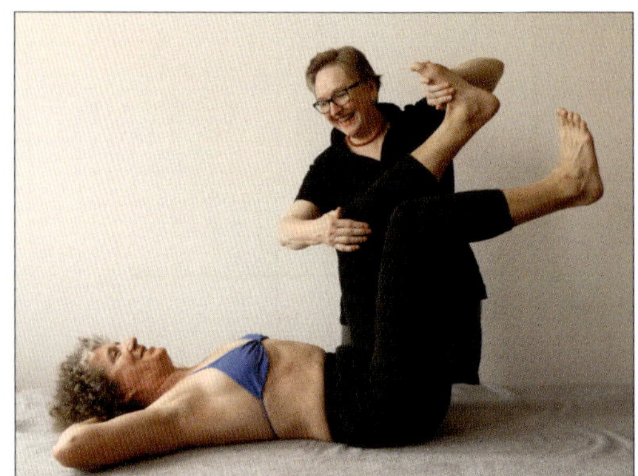

Abb. 61 Widerstand

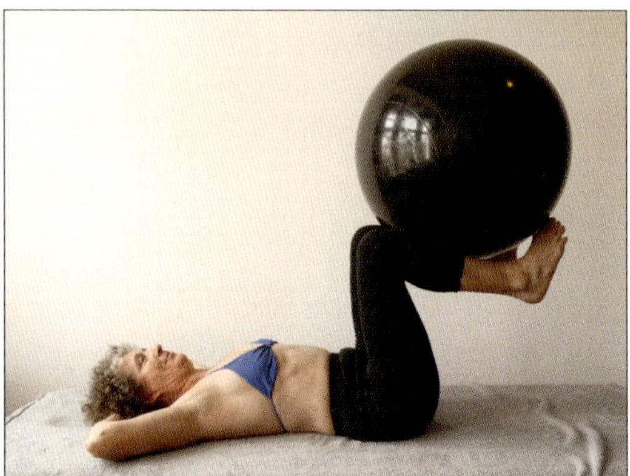

Abb. 62 Gerät

nung zu intensivieren und die Übungen abwechslungsreicher zu gestalten.

Verschiedene Beinbewegungen können zur Kräftigung der Bauchmuskulatur genutzt werden (Abb. 60). Auch Widerstände können an den Beinen gegeben werden, um die Muskelspannung zu verstärken (Abb. 61). Es können natürlich auch Geräte eingesetzt werden. Zum Beispiel kann der Patient einen Pezzi-Ball auf den Unterschenkeln balancieren (Abb. 62). Beendet werden die Übungen indem zuerst die Beine nacheinander abgestellt werden und dann erst der Patient locker lässt.

4.2.8. **Spezielle Thoraxkorrektur (Atemtherapie)**

In diesem Therapieteil lernt und übt der Patient die Vergrößerung der Atembewegung im dorsalen Rippental. Die spezielle Thoraxkorrektur ist eine wichtige Voraussetzung für alle Korrekturübungen. Abwandlungen bekannter Techniken aus der Atemtherapie werden skoliosespezifisch modifiziert. Der Vibrationsdurck, der Redressionsdruck und die taktile Hilfe im Rippental bilden die Basistechniken. Die Reihenfolge dieser Techniken ist obligatorisch. Sie können allerdings bei Bedarf um Techniken mit gleicher Zielführung ergänzt werden. Zur stoffwechseladaptierten Atemvertiefung erfolgt während dieses Therapieteils die Einatmung durch die Nase bei geschlossenen Lippen und die Ausatmung hörbar auf „schschsch…“ . Durch diese Atemvertiefung wird die Atemexkursion wesentlich deutlicher sichtbar und für den Patienten spürbarer. Da es hauptsächlich um die Vergrößerung der Atembewegung im dorsalen Rippental geht, liegt der Patient bei den meisten Techniken in Bauchlage.

4.2.8.1. **Vibrationsdruck**

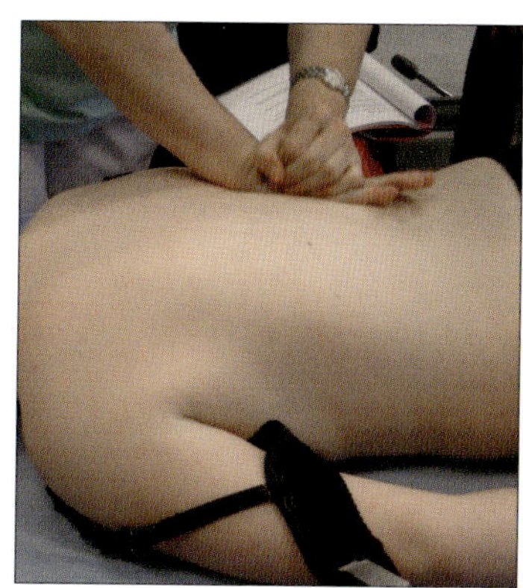

Abb. 63 Vibrationsdruck

Diese einleitende Technik dient der korrigierenden Mobilisation des Thorax` um die Gewebe auf die folgende Korrektur vorzubereiten. Der Vibrationsdruck hat auch eine atemanregende Wirkung. Der Druck wird mit grobschlägiger Vibration auf dem dorsalen Rippenbuckel während der Ausatmung gegeben (Abb. 63). Es ist ein dreidimensionaler Drehdruck zur gegenüberliegenden ventralen Spina. Der Therapeut legt beide Hände übereinander. Die Vibration soll mit maximaler Intensität und grobschlägig ausgeführt werden. Der Vibrationsdruck endet mit dem Ende der Ausatmung und wird höchstens über drei aufeinander folgende Einatmungen durchgeführt. Nach einer kurzen Pause kann er wiederholt werden. Der Vibrationsdruck ist nach einigen Therapiesitzungen verzichtbar bzw. bei gering ausgeprägten Skoliosen nicht notwendig.

4.2.8.2. **Gewebslösung im dorsalen Rippental**

Auch bei gering ausgeprägten Deformierungen zeigt sich eine erhöhte Gewebsspannung im dorsalen Rippental. Zur Reduzierung dieser Gewebswiderstände werden verschiedene Techniken der klassischen Massage bzw. Bindegewebsmassage verwendet. Die Griffe dienen auch der Körperwahrnehmung des Patienten, der hierdurch ein Gefühl für die Lokalisation seines Rippentals erhält. Dazu müssen sie auf das Rippental begrenzt bleiben. Subcutane Petrisage, Hautreizgriffe und Arbeit in den Intercostalräumen können ebenso wie Hautverschiebung oder Hänge- und Packegriffe durchgeführt werden. Besonders die Arbeit in den Interkostalräumen kann bei ausgeprägten Skoliosen durch ein Massagestäbchen erleichtert werden.

4.2.8.3. **Dehnlagen**

Die gewebslösenden Maßnahmen werden nach kurzer Zeit in der Dehnstellung des „schlafenden Käfers“ möglich sein (Abb. 64). Durch die Beugestellung findet eine Vordehnung der Gewebe im dorsalen Rippental statt.

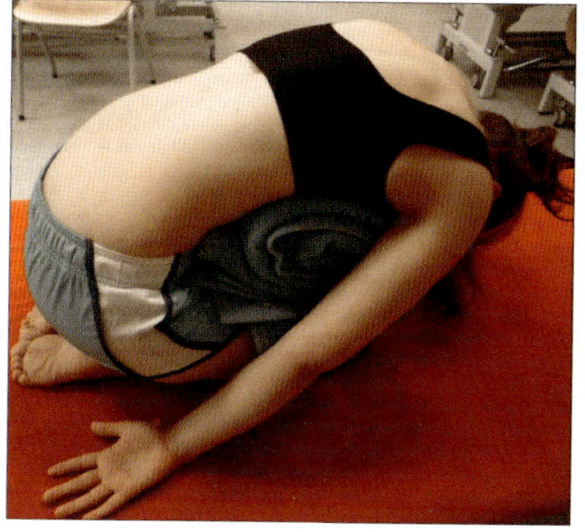

Abb. 64 schlafender Käfer

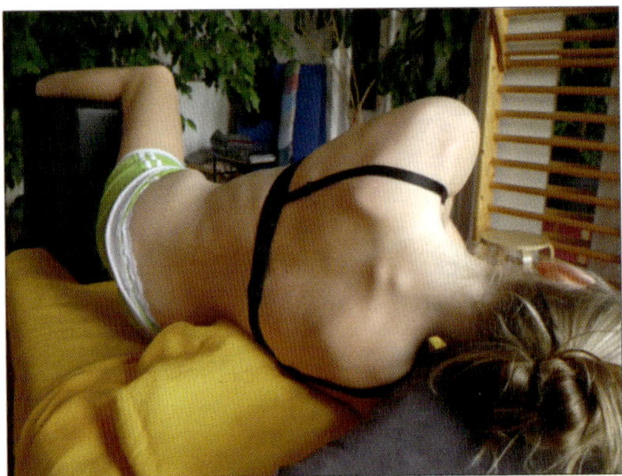

Abb. 65 seitliche Dehnlage

Ebenfalls kann zur Aufdehnung des Gewebes im dorsalen Rippental eine seitliche Dehnlagerung vorgenommen werden. Der Patient liegt auf der konvexen Seite der Hauptkrümmung. Diese wird mit einer kleinen Rolle oder Polstern unterlagert. Bei thorakalen Krümmungen darf die Lagerung nur bis zu der Rippe erfolgen, die in den Scheitelpunkt der Krümmung zieht. Die Beine werden weit angebeugt um die Dehnung besonders nach dorsal zu lenken. Das obere Bein kann auch hochgelagert werden zur zusätzlichen Korrektur der lumbalen Krümmung (Abb. 65)

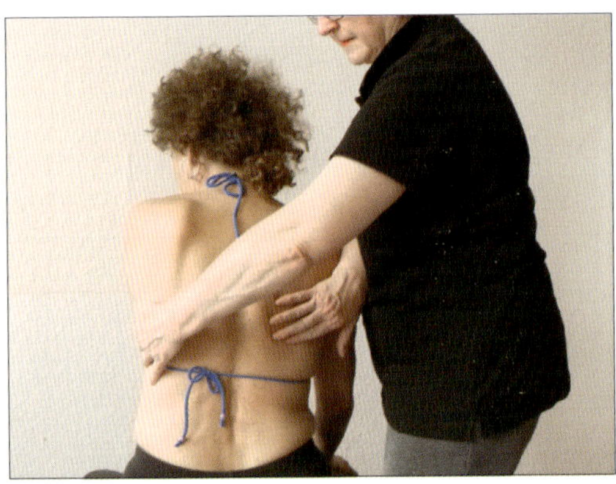

Abb. 66 manuelle Mobilisation der Rippen im Tal

4.2.8.4. **Manuelle Rippenmobilisation**

Es wird die dorsale Rippenhebebewegung im Tal intensiviert. Der Patient sitzt auf einer Therapiebank, Füße auf einem Hocker, so dass die Hüftbeugung eine leichte Beugetendenz der Wirbelsäule auslöst. Der Therapeut steht an der konvexen Seite. Der Patient legt die Hand des Armes der Talseite auf die gegenüberliegende Schulter. Der Therapeut umfasst diese Schulter von vorn und fixiert dadurch den Schultergürtel. Er kann auch direkt an den Rippen des dorsalen Buckels gegenhalten. Von hinten zieht er während der Inspiration eine oder mehrere Rippen auf der konkaven Seite nach dorsal, um die Bewegung im Tal zu fördern (Abb. 66).

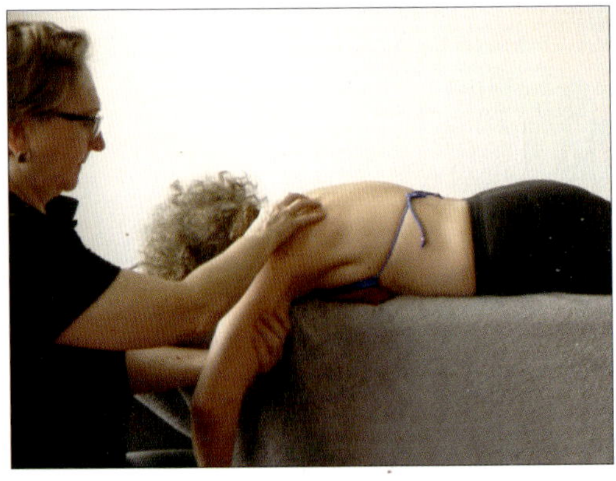

Abb. 67 Dehnzug im Rippental

4.2.8.5. **Dehnzug**

Dehnzüge am Arm können zur Dehnung der Weichteile im dorsalen Rippental durchgeführt werden. Der Patient liegt dabei in Bauchlage konkavseitig an der

Kante der Therapiebank. Der konkavseitige Arm hängt herunter. Der Therapeut sitzt seitlich neben dem Patienten und hat Arm und Schulterblatt gefasst. Bei der Ausatmung setzt er den Dehnzug an und hält ihn über die Einatmung. Dies wird über einige Atemzüge wiederholt (Abb. 67).

4.2.8.6. **Redressionsdruck**

Der Therapeut steht wie beim Vibrationsdruck auf der Seite des Rippenbuckels mit dem Blick zu den Füßen des Patienten. Mit einer gefausteten Hand stützt er sich auf der Gegenseite in Höhe des ventralen Rippenbuckels auf die Therapiebank. Während der Ausatmung redressiert er den dorsalen Rippenbuckel und hält diese Redression über die folgenden 2 Einatmungen, um sie dann mit der Ausatmung wieder wegzunehmen (Abb. 68). Während der Redression darf der Patient nicht gegen die Hand des Therapeuten atmen, sondern muss dem Druck ausweichend sich Platz zum Atmen suchen. Er wird ihn im Rippental finden. Die Druckrichtung ist dieselbe, wie beim Vibrationsdruck dreidimensional nach schräg unten und zur Gegenseite. Diese Druckrichtung entspricht genau der Richtung der Konvexkorrektur.

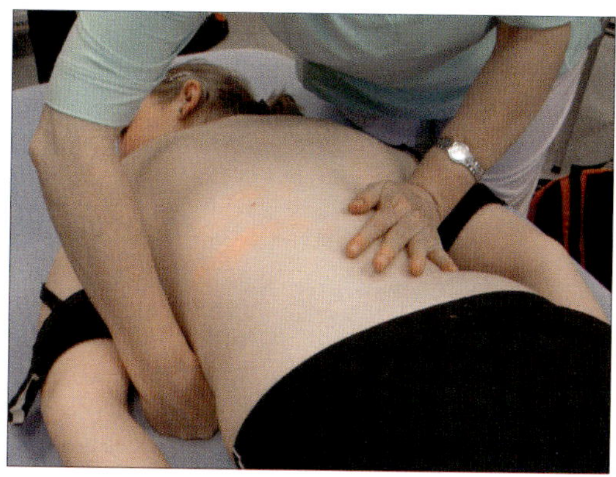

Abb. 68 Redressionsdruck

4.2.8.7. **Vergrößerung der Atembewegung im dorsalen Rippental**

Die Technik des Erlernens dieser Korrektur hat die Physiotherapeutin Hilla Ehrenberg erstmals als „Taktile Hilfe mit Basaltext" beschrieben. Es handelt sich um den Vorgang des sensomotorischen Lernens, also des Lernens von Bewegung.

Zu Beginn erfolgt die taktile Information über die gewünschte Bewegung. Die taktile Hilfe ermöglicht dem Patienten die Lokalisation und die Wahrnehmung der Bewegung (Abb. 69).

Die Förderung dieser Bewegung bedeutet für den Körper des Patienten, dass alle anderen beginnenden Atembewegungen durch Erhöhen der Spannung der Muskulatur gebremst werden. Das ist die Bewegung des dorsalen Rippenbuckels. Die dazu notwendige

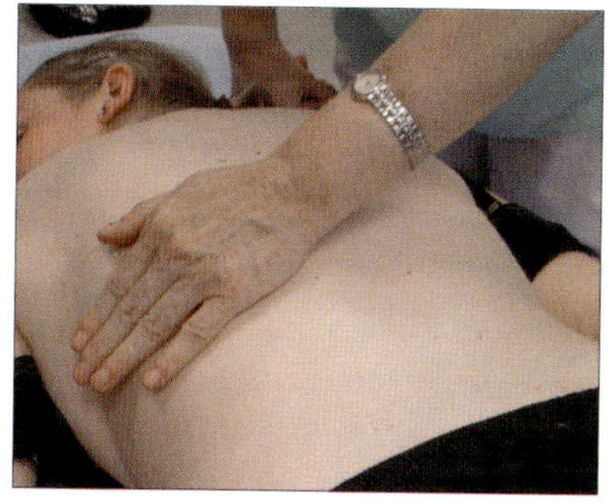

Abb. 69 Taktile Hilfe im Tal

Muskelanspannung geschieht unbewusst. Sie entspricht zu 100% der Konvexspannung, die er zur Korrektur der Skoliose erlernen muss.

So lernt er unbewusst während der Atemtherapie, was er später bei den Korrekturübungen durchführen muss. Deshalb werden auch die Korrekturübungen oft mit der Atmung kombiniert. Der dreidimensionale muskuläre Druck korrigiert die seitliche und rotatorische Deformierung des Thorax'. Die Atembewegung in den Rippentälern unterstützt diese Korrektur durch Erweiterung der eingezogenen Thoraxabschnitte.

Da der Patient die Bewegung beim Redressionsdruck unbewusst schon durchgeführt hat, weiß der Therapeut, wie groß die Bewegung sein wird oder sein kann. Die Rückmeldung des Erfolges ist für den Patienten wichtig, da er selbst keinerlei Möglichkeit hat, den Erfolg zu überprüfen.

4.2.9. **Konvex-Konkav-Korrektur**

Zum Abschluss dieses korrigierenden Therapieteils können noch einmal beide Korrekturspannungen in einer Übung zusammengefasst werden.

3.2.9.1. **„Die Schlange“**

Bei dieser Korrekturübung mit Konvex-konkav-Korrektur liegt der Patient in Seitlage auf der thorakal konvexen Seite. Der unten liegende Arm ist gebeugt unter dem Kopf, die Hand des oben liegenden Armes stützt auf der Unterlage. Die Beine sind in Knie- und Hüftgelenk gebeugt um den Ausgleich der Lendenlordose zu erleichtern (Abb. 70).

Der Körper wird entlang der Unterlage gestreckt, der Kopf leicht angehoben. Becken und Schultergürtel werden frontal eingestellt und die Bauchmuskulatur stabilisierend angespannt.

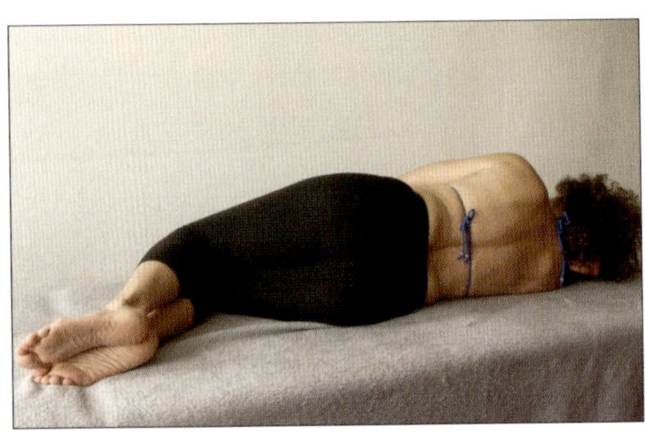

Abb. 70 „Die Schlange“: Anfangsposition

Anschließend wird die Konvex-konkav-Spannung erzeugt. Mit der Muskulatur von unten wird dadurch ein Korrekturdruck erzeugt, dass Arm und Schulter auf der Unterlage nach caudal gezogen werden (Abb. 71). Während der obere Arm durch Druck auf die Unterlage mit Konkavspannung einen muskulären Zug konkavseitig erzeugt, der in Unterstützung des konvexseitigen Druckes die Wirbelsäule in die Konkavität zieht. Das obere Bein wird nun

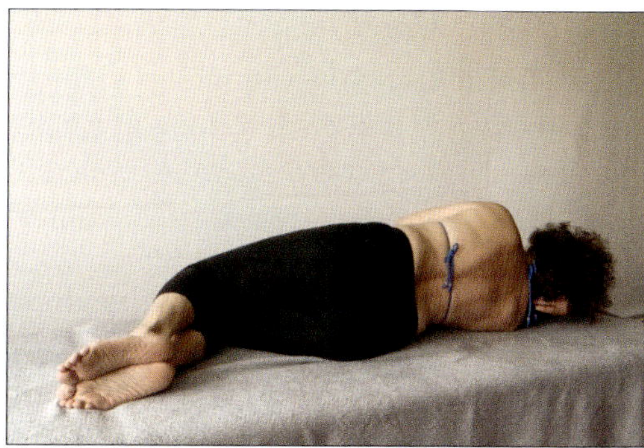

Abb. 71 „Die Schlange“: Grundspannung

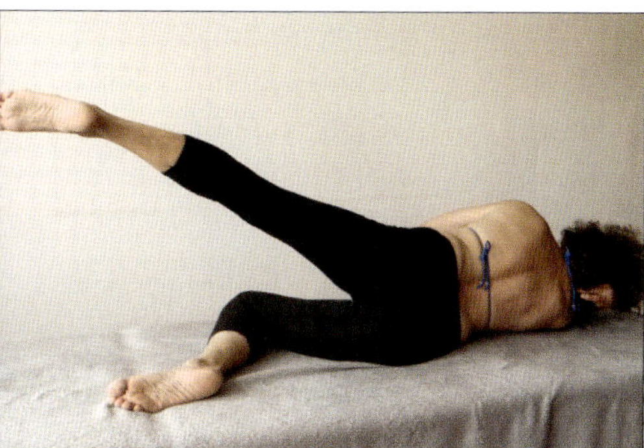

Abb. 72 „Die Schlange“: Endposition

mit Innenrotation nach hinten angehoben (Abb. 72). Es erzeugt durch die Abduktion, Extension und Innenrotation im Hüftgelenk auf der gleichen Seite lumbal eine Konvexspannung. Diese Position wird über mindestens drei Atemzüge gehalten. Die Übung kann mehrmals wiederholt oder auch länger gehalten werden.

4.2.9.2. **Übung mit reziproker Beinspannung**

Diese Übung korrigiert eine lumbale Hauptkrümmung. Der Patient liegt in Seitlage auf der konvexen Seite der lumbalen Krümmung. Die Übung kann mit Streckung der Wirbelsäule eingeleitet und mit Sicherung einer thorakalen Krümmung kombiniert werden durch Adduktion und Außenrotation des oberen Arms. Anfangs sollte aber nur die reziproke Beinspannung geübt werden, wie sie hier beschrieben ist.

Das untere Bein des Patienten ist im Hüft- und Kniegelenk gebeugt. Die Hüftbeugung sollte etwa 45° betragen. Der Therapeut sitzt auf der Therapiebank direkt am Kniegelenk des gebeugten Beines. Mit einer Hand verhindert er die Drehung des Beckens, mit der anderen kontrolliert er die Korrektur der lumbalen Krümmung an den Dornfortsätzen. Der Patient gibt einen anschwellenden Druck mit dem Kniegelenk des gebeugten Beines gegen den Körper des Therapeuten, während er das obere Bein nach caudal herauszieht (Abb. 73).

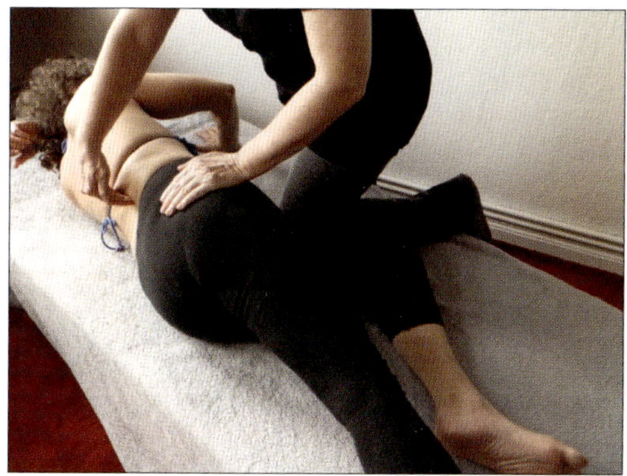

Abb. 73 Übung mit reziproker Beinspannung

Die Spannung wird drei Sekunden lang gehalten. Durch den Druck des gebeugten Beines derotiert der M. psoas die lumbale Krümmung, während durch das Herausziehen des konkavseitigen Beines die Krümmung aus der Konvexität herausgezogen wird. Diese Übung wird dreimal hintereinander durchgeführt, wie die Übungen zur Konkavkorrektur nach Niederhöffer.

4.2.10. **Haltungsschulung**

Der Patient muss während der Behandlung, spätestens in der Haltungsschulung lernen, ohne Beugung der Wirbelsäule, d.h. ohne seine Skoliose zu verstärken, aus der Rückenlage in den Stand zu gelangen. Dies geschieht durch vollständige Drehung in die Seitlage, aus der die Wirbelsäule seitlich aufgerichtet wird. Die DLA (daily life aktivity) muss so gut konditioniert werden, dass sie völlig unbewusst und immer ausgeführt wird.In der Haltungsschulung soll darüber hinaus die Korrektur der Skoliose in der Belastung und auch in Bewegung konditioniert werden.

4.2.10.1. **„Kieselstein und Tulpe"**

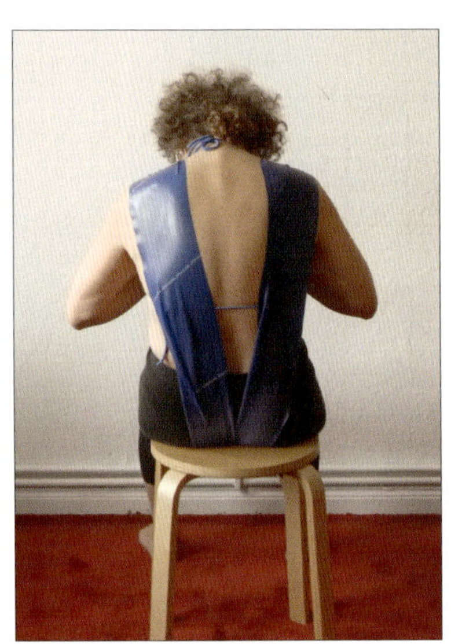

Abb. 74 Kieselstein

Zum Konditionieren der dynamischen und statischen Konvexkorrektur eignet sich diese Übung besonders gut. Der Patient sitzt auf einem Hocker und auf dem Thera-Band. Beide Enden des Thera-Bandes werden rechts und links von hinten über die Schulter geführt und um jede Hand geschlungen.

Mit der Ausatmung beugt der Patient mit dynamischer Konvexkorrektur die Wirbelsäule mit Rückverlagerung des Körpergewichtes zum „Kieselstein". Dabei kreuzen beide Arme vor dem Körper und ziehen das Thera-Band nach unten (Abb. 74). Die dynamische Konvexkorrektur ist vielleicht sogar am Thera-Band am Rücken zu spüren. Auf der konvexen Seite wird weniger intensiv, auf der konkaven Seite intensiver gebeugt wie bei den Übungen „Käfer" oder „Kahn".

In dieser Position bleibt er für 2–3 Einatmungen, die nach hinten den Thorax besonders im Rippental heben zur Verstärkung der korrigierenden Rotation.

Mit der Ausatmung richtet er sich zur Tulpe auf (Abb. 75). Er hebt die Arme in die U-Halte mit dem notwendigen ventralen Gegenhalt durch die Bauchmuskulatur. In dieser Phase beginnt die statische Konvexkorrektur durch dorsal konvexseitiges Shifting mit Redression des ventralen Rippenbuckels durch die Bauchmuskulatur. Bei einer rechts konvex thorakalen Krümmung müsste er rechts hinten shiften und links vorn gegenhalten. Der Scheitel strebt zur Decke.

Er hält diese Position über 2–3 Einatmungen. Bei jeder Einatmung wird das Brustbein nach vorn oben bewegt und unterstützt die Aufrichtung des Rumpfes. Die Atembewegung findet in den Rippentälern statt. Tulpe und Kieselstein werden einige Male wiederholt. Bei beiden Bewegungen ist die Symmetrie sehr wichtig.

Die Übung sollte immer mit der „Tulpe" beendet werden. Zur Sicherung einer lumbalen Gegenkrümmung kann im Sitz das lumbal konvexseitige Bein abgespreizt aufgestellt und bei Streckung innenrotiert werden (Abb. 76).

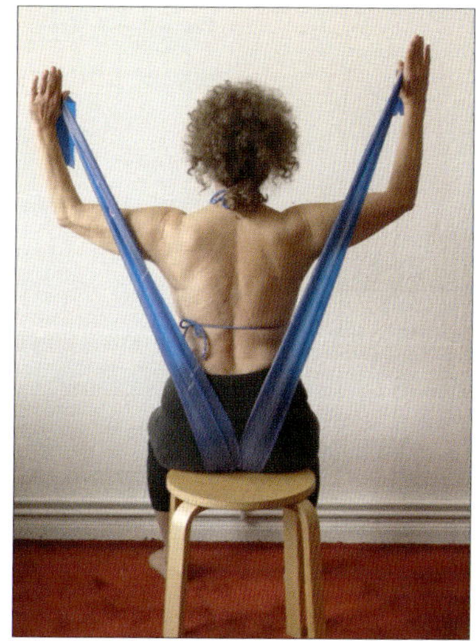

Abb. 75 Tulpe

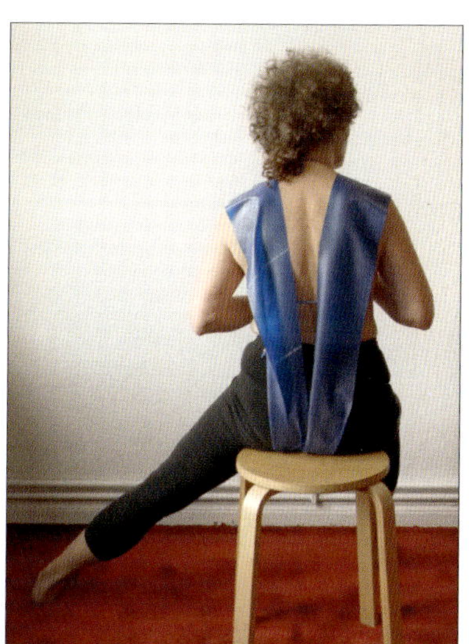

Abb. 76 Ausgangsstellung mit Sicherung lumbal links

4.2.10.2. **Konditionierung der Wirbelsäulenstreckung und Korrektur**

Der Patient lernt in der Haltungsschulung, die Wirbelsäule lang herauszuziehen und in die neutrale Streckstellung entlang der Frontalachse in der Frontalebene zu bringen. Anschließend muss er zusätzlich die Skoliose durch Shifting (Konvexspannung) korrigieren. Später muss er in der Lage sein die gestreckte und muskulär korrigierte Wirbelsäule auch bei Bewegungen am Ort und vom Ort zu halten. Die Basiskorrektur der Haltung entspricht immer der Einstellung von Kopf, Schultergürtel und Becken in der Frontalebene. Darauf erfolgt die Streckung der Wirbelsäule unterstützt durch eine kräftigere Anspannung der Bauchmuskulatur, die sowohl die Reklination bremst, als auch einen Gegenhalt für die hintere Depression der Schulterblätter bietet. Gleichzeitig mit dem nach hinten unten Ziehen der Schultern wird das Brustbein dezent nach vorn gehoben.

Es folgen einige beispielhafte Übungen, die sich besonders zu Beginn der Therapie gut eignen, um dem Patienten das Lernen zu erleichtern.

Übung zur Konditionierung der Grundspannung

Der Patient sitzt auf einem Hocker. Der Therapeut wirft ihm einen Pezzi-Ball zu. Der Patient fängt ihn im Sitzen und wirft ihn zurück. Nach dem Zurückwerfen nimmt er die Haltungskorrektur vor (Abb. 77). Ist der Therapeut mit dem Ergebnis zufrieden, wirft er den Ball erneut und der Patient soll sich bewegen, um den Ball zu fangen (Abb. 78). Nach dem Abwurf nimmt er wieder die Haltungskorrektur vor. Dies wird mehrere Male wiederholt. Durch diese Übung wird ein zu langes starres und korrigiertes Sitzen aufgelockert. Falls es nötig erscheint, kann der Ball auch mehrere Male zwischen Patienten und Therapeuten hin und her geworfen werden, bevor der nächste Stopp mit Haltungsaufbau folgt.

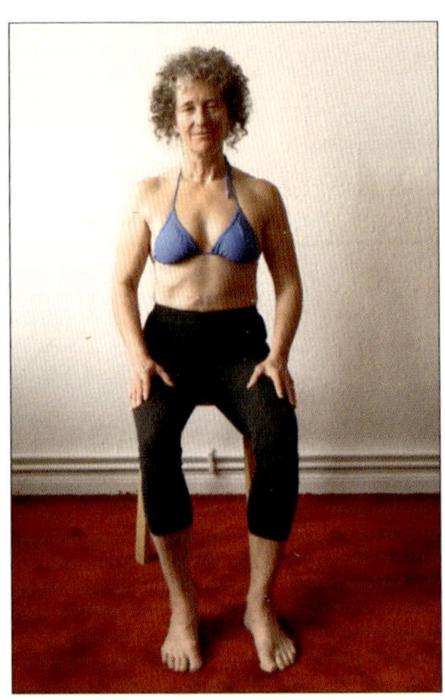

Abb. 77 Übung zur Konditionierung der Grundspannung

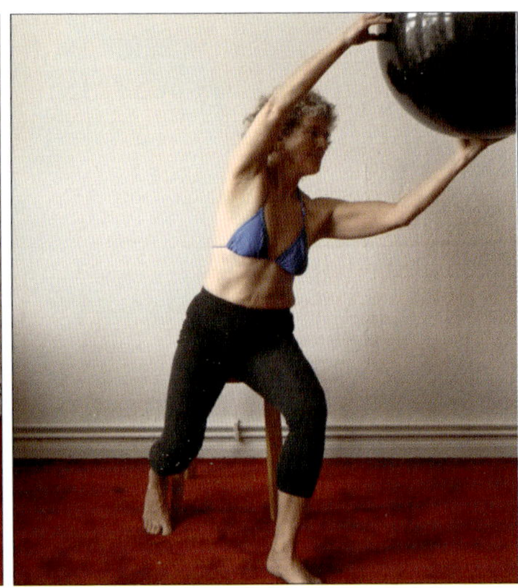

Abb. 78 dynamische Phase

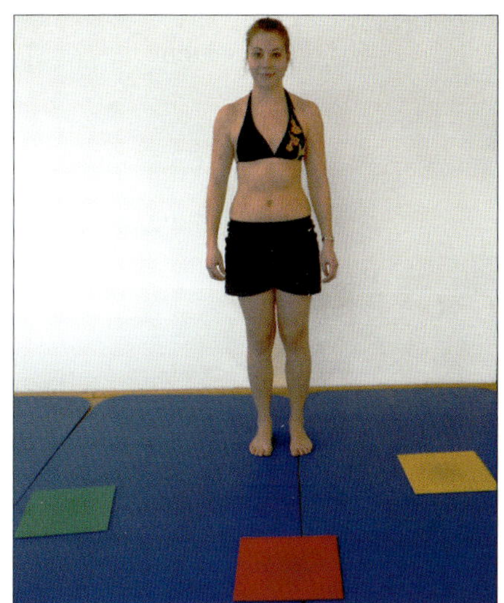

Abb. 79 Übung im Stand

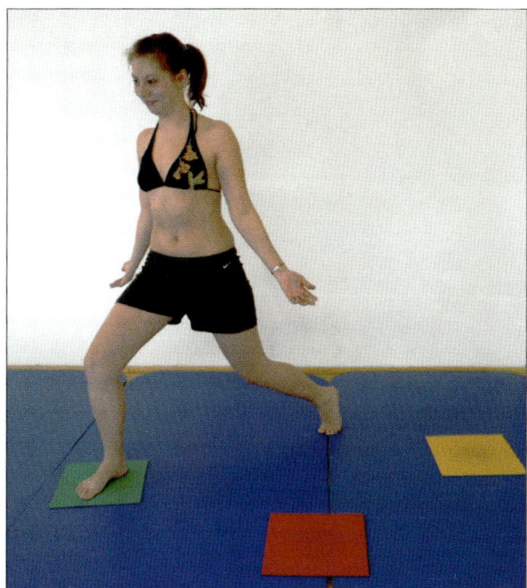

Abb. 80 Endposition

Übung aus dem Stand

Der Patient steht in der Mitte zwischen verschiedenfarbigen Gummipads, die am Boden liegen (Abb. 79). Auf Farbansage macht er einen Ausfallschritt, indem er den vorderen Fuß auf das Pad der genannten Farbe setzt (Abb. 80). Er nimmt die Grundspannung ein. Relativ schnell wird die nächste Farbe genannt und nun muss der vordere Fuß auf dieser landen.

Übung in Bewegung

Die Umsetzung der Haltungskorrektur in die Bewegung könnte über Übungen zur Positionsveränderung in Belastung eingeleitet werden. Der Patient steht im einseitigen Kniestand mit dem vorderen Fuß auf einem Sportkreisel (Abb. 81). Hier erfolgt die Haltungskorrektur mit Streckung und Konvexspannung. Er stemmt sich dann bei gehaltener Korrektur in den Einbeinstand auf dem Kreisel ohne die Korrekturspannung zu verlieren (Abb. 82). (Abbildungen siehe nächste Seite)

Nachdem der Patient die Haltungskorrektur erlernt hat, sollten Alltagsbewegungen wie auch sitzende Tätigkeiten in die Haltungsschulung integriert werden. Zusätzlich kann in der Haltungsschulung die symmetrische Beweglichkeit der Wirbelsäule in der Belastung konditioniert werden, wie beim „Kieselstein".

Beim Gehen kann die Korrektur einer lumbalen Weichteilschrumpfung erfolgen. Der Patient muss beim Abdruck des Beines auf der Seite der

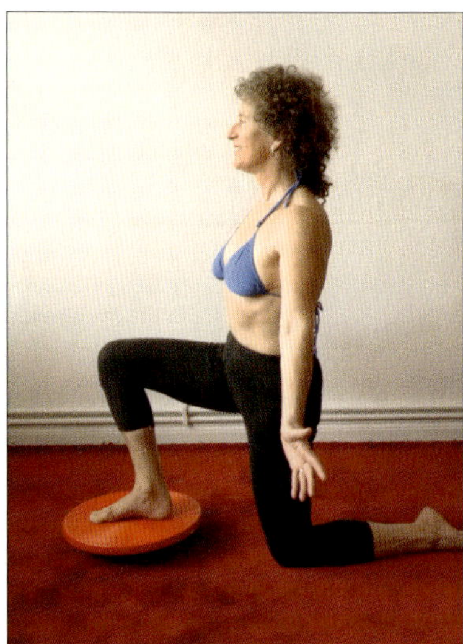

Abb. 81 Übung in Bewegung Anfangsposition

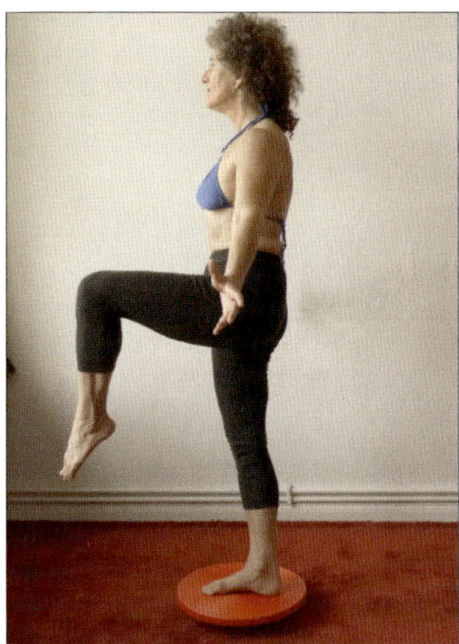

Abb. 82 Übung in Bewegung Endposition

lumbalen Weichteilschrumpfung den Thorax bewusst intensiv nach vorn drehen. Bei rechts konvexer thorakaler Hauptkrümmung und rechtsseitiger Weichteilschrumpfung muss der Patient immer wenn das rechte Bein hinten ist, die Thoraxrotation rechts nach vorn intensivieren.

5. Untersuchung und Dokumentation

Aus der komplexen Behandlung mit ihren vielen Möglichkeiten müssen die Teile und Übungen herausgefunden werden, die für den jeweiligen Patienten geeignet und momentan indiziert sind. Zu diesem Zweck erfolgt zu Beginn jeder Therapieserie eine Untersuchung. Neben der Erhebung des Status quo ermöglichen die Untersuchungen eine Evaluation und Dokumentation des Therapieerfolges. Professionelle, wachstumsbegleitende Therapie ist auf den einzelnen Patienten abgestimmt und wird regelmäßig an Hand der Erfolge überprüft und damit auch neuen Erfordernissen angepasst. Für die einzelnen Therapieteile sind einige Tests unverzichtbar. Da jedoch ein Untersuchungsergebnis möglichst durch ein zweites bestätigt werden sollte und da in manchen Fällen die Untersuchungsergebnisse nicht eindeutig sind, ist es hilfreich, wenn mehrere Tests sich mit ihren

Ergebnissen ergänzen und ein Gesamtbild des Therapiebedarfs entsteht. In zurückliegenden Jahren ist es gelungen, den Umfang der Untersuchung einerseits ausreichend andererseits möglichst zeitsparend zu gestalten. Die folgenden Daten sind direkt zielführend und ermöglichen die Einstellung der Therapie. Sie sind, wie die Behandlung, auf die Bedürfnisse und Möglichkeiten jugendlicher Patienten abgestellt.

5.1. Untersuchungsparameter und Relevanz

5.1.1. Alter – Wachstumsphasen – Progredienz

Das Alter liefert Anhaltspunkte zur Bestimmung des Wachstumsstandes bzw. noch zu erwartenden Wachstums und ermöglicht die grobe Einschätzung der puberalen Wachstumsphase. Während der ersten puberalen Phase des Längenwachstums werden Gefäße und Nerven durch das Wachstum involviert. Durch die Längenänderung der Extremitäten und der Wirbelsäule sind ebenfalls dauernde Veränderungen und Neujustierungen der muskulären Koordination erforderlich. Deshalb ist in dieser Wachstumsphase das Training des cardio-pulmonalen Systems und der muskulären Koordination wichtig und erfolgreich. Es ist den körperlichen Erfordernissen angepasst. Während der zweiten puberalen Phase des Breitenwachstums, etwa ab dem 14. Lebensjahr steht Kräftigung und Konsolidierung im Vordergrund. Denn in dieser Wachstumsphase erfolgt der endgültige Muskelaufbau und das Dickenwachstum der Knochen. Selbst zierliche Mädchen verlangen in dieser Wachstumsphase Übungen, bei denen sie sich anstrengen müssen und die eine Erschöpfung bringen. Darüber hinaus ist das Alter wichtig zur Bestimmung des Soll-Wertes der Vitalkapazität und damit der Indikation für ein Ausdauertraining.

5.1.2. Körpergröße

In Verbindung mit dem Alter ergibt die Körpergröße eine Einschätzungsmöglichkeit für die momentane puberale Wachstumsphase. Ein Längenwachstum ist ein Indikator für eine erfolgreiche Therapie oder Remission der Deformierung. Bei Progredienz wächst die Wirbelsäule „in die Krümmungen", nicht in die Länge. Außerdem dient die Körpergröße als Referenzwert für die Bestimmung des VK-Soll-Wertes und ist damit erforderlich zur Indikationsstellung des Ausdauertrainings.

5.1.3. **Vitalkapazität (VK)**

Die VK zeigt die Kondition eines Patienten an. In Verbindung mit der Soll-Wert-Bestimmung kann sie auf eine restriktive Lungenfunktionsstörung hinweisen. Alter und Körpergröße ermöglichen in Verbindung mit dem Geschlecht die Ermittlung des VK-Soll-Wertes aus der abgebildeten Tabelle (Abb. 83) der FU Berlin. Er wird durch Verbinden der entsprechenden Werte der äußeren Skalen (Alter geschlechtsspezifisch und Körpergröße) auf den mittleren Skalen abgelesen. Der Soll-Wert lässt sich auch mit folgender Formel berechnen.

FEV = 4,3 x H – 0,029 x A – 2,492

FEV = Forciertes expiratorisches Volumen (entspricht VK bei vorheriger maximaler Inspiration)

H = Größe in Metern

A = Alter in Jahren.

Alter ♀	Alter ♂
10	10
15	15
20	20
25	25
30	30
35	35
40	40
45	45
50	50
55	55
60	60
65	65
70	70
75	75
80	80
85	85
90	90
95	95

VK ♀	VK ♂
4,1	5,2
4,0	5,1
3,9	5,0
3,8	4,9
3,7	4,8
3,6	4,7
3,5	4,6
3,4	4,5
3,3	4,4
3,2	4,3
3,1	4,2
3,0	4,1
2,9	4,0
2,8	3,9
2,7	3,8
2,6	3,7
2,5	3,6
2,4	3,5
2,3	3,4
2,2	3,3
2,1	3,2
2,0	3,1
1,9	3,0
1,8	2,9
1,7	2,8
1,65	2,7
	2,6
	2,5
	2,4
	2,3
	2,27

Größe
200
195
185
180
175
170
165
160
155
145
140
135
130
125
120

Abb. 83 Tabelle zur Ermittlung des VK-Soll-Wertes

5.1.4. **Skolioseparameter – Korrekturübungen**

Schulterhochstand, Verkürzte Hals-Nackenlinie, Ausmaß und Richtung der Haupt- und Nebenkrümmungen, Rippenbuckel, Lendenwulst, Beckentiefstand und Überhang werden ermittelt zur genaueren Bestimmung der Skoliose und ihrer primären Auswirkungen auf den Rumpf. Nach den Ergebnissen dieser Untersuchungen werden die Korrekturübungen eingestellt. Die Skolioseparameter ermöglichen ein differenziertes Eingehen auf die Position der einzelnen Krümmungen und helfen die Hauptkrümmung zu finden. Beckentiefstand und Überhang liefern darüber hinaus Hinweise auf eine gluteale Asymmetrie durch Vermehrte Belastung einer Körperseite.

5.1.4.1. **Haupt- und Nebenkrümmungen**

werden im optimalen Fall aus dem Röntgenbild abgelesen. In Ermangelung dessen ist auch ein Palpationsbefund möglich. Es wird der Verlauf der Dornfortsatzreihe palpiert. Das Ergebnis wird durch die

Drehung der Dornfortsätze in die Konkavität verfälscht, so dass die Seitverbiegung klinisch geringer erscheint. Durch einen Palpationsbefund bei Seitneigung kann das Ergebnis konkretisiert werden. Bei Neigung nach rechts wird eine rechts konvexe Krümmung aufgebogen. Wenn sie teilfixiert ist, wird der links verlaufende Bogen der Dornfortsatzreihe unterbrochen sein und einige Segmente werden in Streckstellung bleiben oder sogar in Gegenrichtung fixiert bleiben.

5.1.4.2. Rippenbuckel und Lendenwulst

werden im Stand aber auch beim Vorbeugetest untersucht. Durch die Verstärkung der Rotation bei Beugung treten Rippenbuckel und Lendenwulst stärker hervor. Dadurch kann auch eine gering ausgeprägte Skoliose erkannt werden. Zudem wird durch den Vorbeugetest das Ergebnis des Palpationsbefundes zur Ermittlung der Krümmungen bestätigt.

5.1.4.3. Schulterhochstand und verkürzte Hals- Nacken-Linie

... sind ebenfalls im Stand zu bewerten. Die Inspektion erfolgt von dorsal und ventral. Die verkürzte Hals-Nacken-Linie muss nicht unbedingt auf der Seite des Schulterhochstandes zu finden sein. Eine hochthoraco-cervicale Krümmung kann dies konterkarieren, indem sie die Hals-Nacken-Linie stärker verkürzt, als dies die thoracale Hauptkrümmung durch die Schaukelstellung der Skapula tut. In jedem Fall wird auch diese Untersuchung die vorhergehenden unterstützen und genaueren Aufschluss über hochthorakale oder cervikale Krümmungen geben.

5.1.5. Beckentiefstand – Schuhausgleich – Dysbalance der Hüftgelenksmuskulatur

Der Beckenschiefstand wird mit einer Beckenwaage gemessen. Neuere Waagen (Abb. 84) ermöglichen durch den beweglichen hinteren Bügel die Bestimmung der Seitendifferenz in Zentimetern. Dadurch wird das Unterlagern mit Brettchen unnötig. Sollte das Becken auf der konvexen Seite der lumbalen Krümmung tiefer stehen, ist ein Ausgleich indiziert. Steht das Becken auf dieser Seite höher, wird auf dieser Sei-

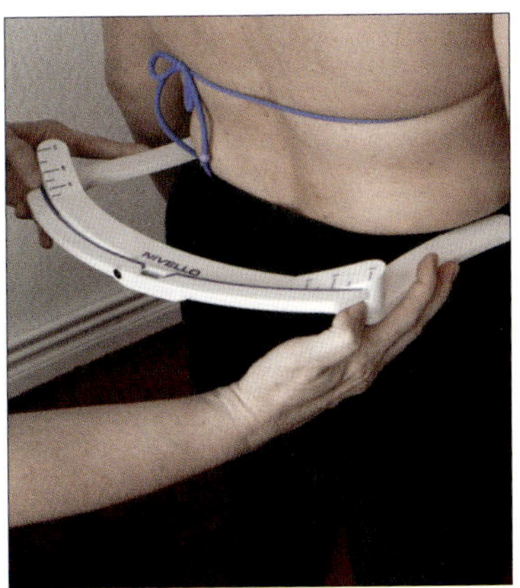

Abb. 84 Beckenwaage

te ein Druck konvexseitig auf die Lendenwirbelsäule ausgeübt, der sogar korrekturunterstützend sein kann. In jedem Fall muss ein Schuhausgleich klinisch getestet werden. Denn je nach Fixierungsgrad der Krümmungen kann er auch zur Verstärkung der thorakalen Krümmung führen.

Es könnte sein, dass auf der Seite des Beckentiefstandes mehr Gewicht auf den Hüftgelenken lastet. Dies wird sich beim Krafttest der glutealen Muskulatur zeigen und muss mit einem Kraftausgleich in der Therapie berücksichtigt werden.

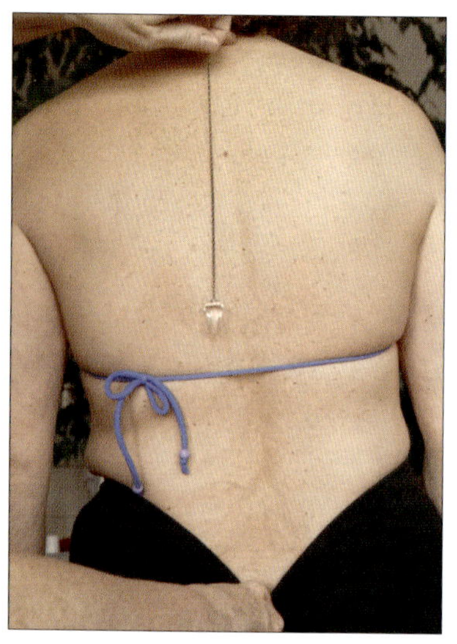

Abb. 85 Thoraxüberhang

5.1.6. Der Thoraxüberhang – Kompensation der Hauptkrümmung – Dysbalance der Hüftmuskulatur

Der Thoraxüberhang wird mit einem Lot von der Vertebra prominens (7. Halswirbeldornfortsatz) zur Analfalte gemessen (Abb. 85). Auf der Abbildung sieht man einen Überhang nach links.

Wenn die Hauptkrümmung rechtzeitig durch Nebenkrümmungen ausgeglichen wird, entsteht kein Thoraxüberhang und die Skoliose ist kompensiert. Bei einem Überhang ist die Wahrscheinlichkeit groß, dass mehr Gewicht auf der Seite des Überhangs lastet. Dies kann zu einer Asymmetrie der glutealen Hüftmuskulatur führen und wird sich im Krafttest im Seitenvergleich bestätigen. Auch hierbei muss der Kraftausgleich in der Therapie erfolgen.

5.1.7. Wirbelsäulenflexion – Strecksteife – dynamische Konvexkorrektur

Der Vorbeugetest zeigt die Beugefähigkeit in den einzelnen Wirbelsegmenten. Er dient zur Verifizierung der Konvexitäten und der Ausprägung der Strecksteife. Die Flexion wird beim Vorbeugen im Stand getestet. Mit der Beugung vom Kopf her entsteht eine Kette aus dorsal sichtbaren Dornfortsätzen. Je stärker einzelne Wirbelsäulenabschnitte von der Skoliose betroffen sind, desto mehr flacht der Bogen der Dornfortsatzreihe ab oder verschwindet ganz. Außerdem verstärkt sich beim Vorbeugen die Rotation (Abb. 86).

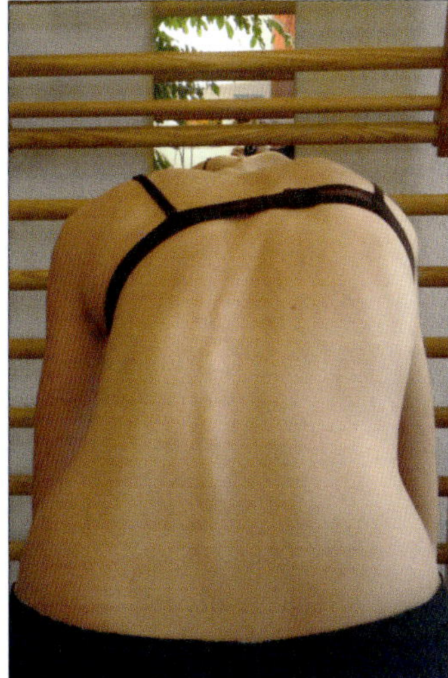

Abb. 86 Vorbeugetest

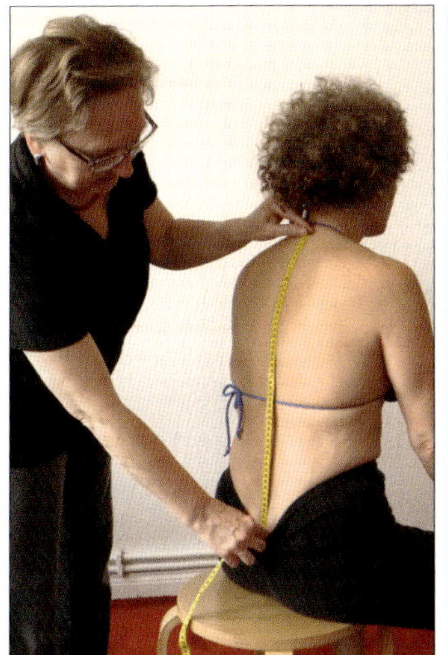

Abb. 87 Messung im Sitz

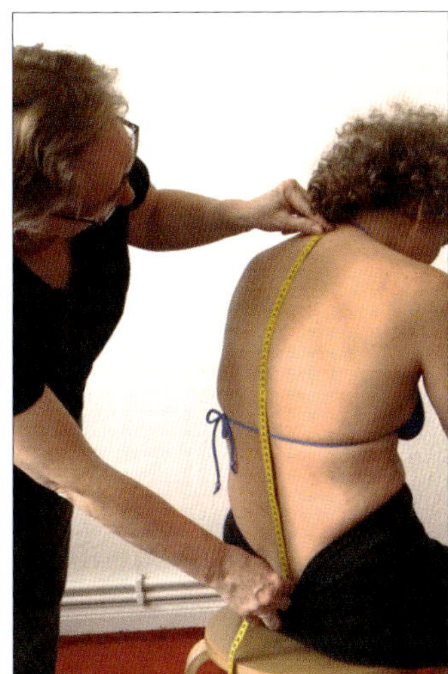

Abb. 88 Messung bei Beugung

Ein zusätzlicher Test im Sitz mit Beugung der Wirbelsäule (Stirn zur Symphyse) kann die Strecksteife dokumentieren. Im aufrechten Sitz (Abb. 87) und bei endgradiger Beugung (Abb. 88) wird der Abstand zwischen 7. HWD und Beginn der Analfalte gemessen. Je größer die Differenz zwischen beiden Werten ist, desto geringer die Ausprägung der Strecksteife. Messungen bei gesunden jungen Probanden ergaben eine Zunahme von durchschnittlich 6 bis 10 cm bei Beugung. Bei Skoliosepatienten sind die Maße deutlich unterhalb dieser Werte und liegen zwischen 0,5 und 4 cm. Der Test gibt auch Auskunft über die Möglichkeit den Kahn in die Therapie zu integrieren bzw. welche Hilfen in der Therapie für diese Übung eingeplant werden müssen.

5.1.8. **Ausdauerleistungsfähigkeit – Testintervall**

Für ein Ausdauertraining in der Therapie wird in der Untersuchung ein Intervall Laufen am Ort von 30 Sekunden Dauer durchgeführt, ohne Motivation des Patienten durch den Therapeuten. Die anschließende Pulsmessung bis zum Ende der unvollständigen Erholungspause erfolgt im Sitz. Die Intensität, d.h. Kraft und Geschwindigkeit der Bewegung wird notiert, um die Möglichkeit einer Steigerung einzugrenzen.

5.1.9. Atembeweglichkeit – Skolioseparameter – spezifische Atemtherapie

Die Atembeweglichkeit wird z.B. nach dem Ausdauerintervall im Sichtbefund beurteilt. Es sollte in einer Situation geschehen, wo der Patient außer Atem ist. So kann die vertiefte Atmung genutzt werden, um die Bewegungen deutlicher zu sehen. Der Patient sitzt auf einem Hocker. Einen wichtigen Hinweis auf eine querovale Thoraxdeformierung bietet die costosternale Atembewegung nach ventral. Sie könnte reduziert oder auch paradox sein. Costal ventral und dorsal ist eine deutlichere Atembewegung im Bereich des ventralen bzw. dorsalen Rippenbuckels zu erwarten. Eine abdominale Bewegung nach dorsal ist im Sitz ungewöhnlich und nur auf der Seite des Lendenwulstes zu erwarten. Somit ermöglicht der Sichtbefund der Atembeweglichkeit eine nochmalige Kontrolle der vorhergehenden Untersuchungen zur Lage der Krümmungen und muss mit deren Ergebnissen übereinstimmen.

5.1.10. Bauchmuskulatur – Kraft – Koordination – Korrekturübungen

Die Kraft der Bauchmuskulatur wird aus Rückenlage mit Händen unter dem Kopf getestet durch alternierendes Senken der gestreckten Beine. Sollte der ventrale Rippenbuckel sichtbar bleiben oder sich verstärken, ist in der Therapie die Externus-Koordination im Externus-Kreis zu verbessern. Als Parameter der Kraft gelten 50mal alternierendes Senken der gestreckten Beine als gut, ab 100mal als sehr gut, entsprechend der groben Kraft oder MFP 5. Dies sind Erfahrungswerte aus Untersuchungen von über 1000 Skoliosepatienten und nahezu ebenso vielen Physiotherapieschülern.

Es sollte nicht unerwähnt bleiben, dass ein exzessives Bauchmuskeltraining nicht Inhalt der Therapie ist. Für die Belange der Skoliosebehandlung reicht die Bauchmuskelkraft immer aus. Aber beim Training der Bauchmuskeln mit gestreckter Wirbelsäule wird das Widerlager der Bauchmuskulatur trainiert in der Position, in der es für die Therapie benötigt wird.

5.1.11. Asymmetrische Belastungstests – einseitige lumbale Weichteilschrumpfung

Im Einbeinstand, Ausfallschritt und einseitigen Kniestand wird der Rumpf von hinten und im Seitenvergleich der asymmetrischen Belastungspositionen betrachtet (Abb. 89). Eine verstärkte Asymmetrie des Körpers zeigt die Seite der einseitigen Straffung der lumbalen Weichteile an. Die Weichteilschrumpfung zeigt immer dann eine Auswirkung auf die Rumpfsymmetrie, wenn das Hüftgelenk der betreffenden Seite gestreckt ist (Abb. 90). Auf den beiden Bildern zeigt sich bei Einbeinstand rechts deutlich die Verstärkung der skoliotischen Deformierung. Sie entsteht durch die Verkürzung der lumbalen Weichteile zwischen Thorax und Becken auf der rechten (thorakal-konvexen) Seite.

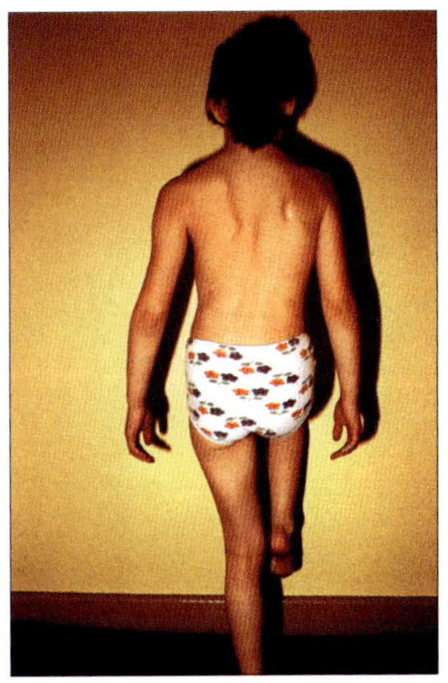

Abb. 89 asymmetrische Belastungsposition

5.1.12. Dehntest für die ischiocrurale Muskulatur – Balance der LBH-Region – Dehnung

Aus Rückenlage passiv wird die Dehnfähigkeit der ischiocruralen Muskulatur überprüft. Sollten 90° Hüftbeugung bei gestrecktem Kniegelenk erreicht werden, wird der Patient aufgefordert, sein Bein selbst in dieser Position zu halten. Dokumentiert wird jeder Hüftbeugewinkel unter 90°. Es wird ferner die Lokalisation des Dehnschmerzes festgehalten, um z.B. eine bestehende Wurzelsymptomatik oder einen anderen Grund für das verringerte Bewegungsausmaß auszuschließen. Das Endgefühl des Tests weist auf die vorliegende Hemmung hin. Ein straffes Endgefühl zeigt eine Dehnunfähigkeit elastischer Weichteile an, ein weiches, für den Therapeuten teilweise überhaupt nicht spürbares Endgefühl weist auf eine Verschiebung der Längenbegrenzung hin, noch ohne Beteiligung der elastischen Strukturen. Bei Seitendifferenz wird in der Dehnbehandlung die unbeweglichere Seite intensiver berücksichtigt.

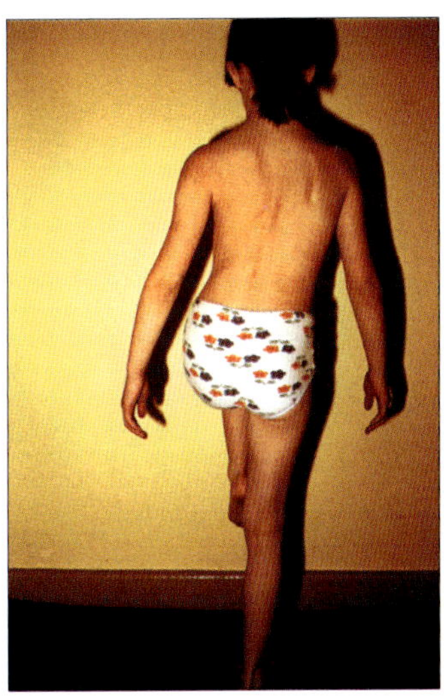

Abb. 90 einseitige Asymmetrie

5.1.13. Dehntest für die Hüftbeuger – Balance der LBH-Region – Dehnung

In der Regel wird die Dehnfähigkeit der Hüftbeuger an der Kante der Therapiebank getestet, in derselben Position, in der auch die Dehnung im Therapieteil beschrieben ist. Während ein Bein sehr fest an den Rumpf

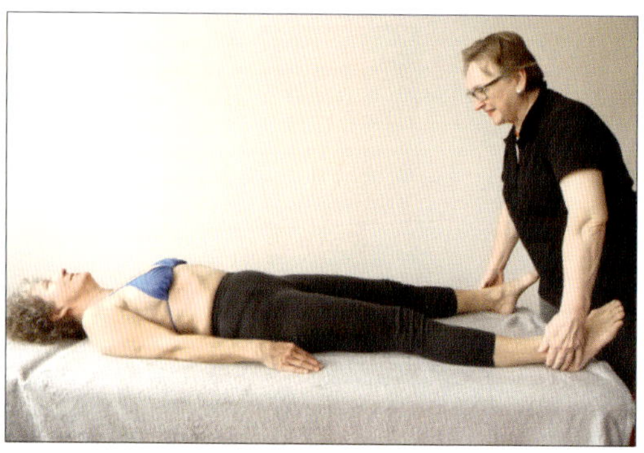

Abb. 91 Krafttest kleine Glutäen

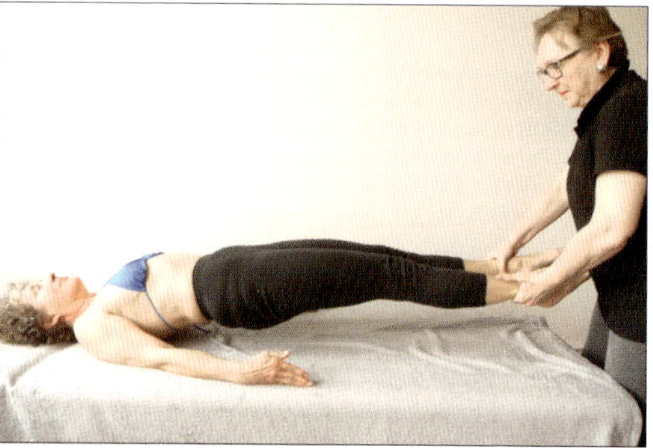

Abb. 92 Krafttest große Glutäen

gebeugt wird, hängt das andere über die Bankkante herab. Seitlich kann der Hüftbeugewinkel durch Sichtbefund ermittelt werden. Es sollten 20° Rückstreckung erreicht werden. Natürlich erfolgt die intensivere Dehnbehandlung auf der unbeweglicheren Seite.

5.1.14. **Krafttest kleine Glutäen – Kräftigung**

Die Kraft der kleinen Glutäen wird aus Rückenlage bei abduzierten Beinen isometrisch im Seitenvergleich überprüft (Abb. 91). Eine gluteale Schwäche zeigt sich außer durch verminderte Haltekraft auch durch Beugung des gleichseitigen Hüftgelenkes d.h. das Becken dreht auf der kräftigeren Seite nach oben bzw. wird auf der schwächeren Seite gekippt. Durch diese Hüftbeugung wird die Mithilfe des M.tensor fasciae latae ermöglicht. Dies geschieht nur bei Schwäche der kleinen Glutäen. Dieser Test ermöglicht es, eine Asymmetrie der Kraft der Hüftmuskulatur rechtzeitig zu erkennen und zu therapieren.

5.1.15. **Krafttest gluteale Hüftstrecker – Kräftigung**

Die glutealen Hüftstrecker werden ebenfalls in Rückenlage getestet. Bei grober Kraft müssen sie einseitig das Becken und den Rumpf anheben können (Abb. 92). Auch dieser Krafttest Ermöglicht es eine Asymmetrie der Hüftmuskulatur rechtzeitig zu erkennen und auszugleichen.

5.1.16. **Rotationstest der Hüftgelenke – Mobilisation (kleine Schraube), Konditionierung der Rotation**

Der Rotationstest ermöglicht, ein Defizit rechtzeitig zu erkennen und in der Therapie auszugleichen. Im Wiegegriff wird das Bein bei 90° Beugung im Hüft- und Kniegelenk innen- und außenrotiert (Abb. 93). Bei dem Test ist auch für den Patienten ein Bewegungsdefizit deutlich zu spüren.

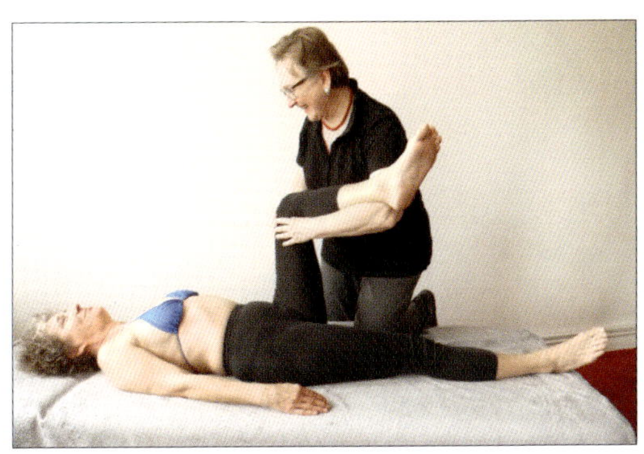

Abb. 93 Rotationstest

5.2. **Dokumentation der Untersuchung**

In einem Untersuchungsprotokoll sollten die erhobenen Daten festgehalten werden. Sie können für Therapieberichte herangezogen werden und ermöglichen einen Nachweis des Therapieerfolges bei nochmaliger, vielleicht nur auszugsweiser Überprüfung am Ende der Therapieserie. Das Protokoll sollte zeitsparend zu erstellen sein. Dafür hat sich der abgedruckte Vordruck als günstig erwiesen. In diesem sind die Tests schon vorgegeben, und die Ergebnisse müssen nur angekreuzt oder die Winkelgrade notiert werden.

5.3. **Dokumentation der Therapieplanung**

Zur Untersuchungsdokumentation gehört unbedingt auch ein Vordruck zur Therapieplanung. Dies sorgt auch bei etwa notwendig werdendem Wechsel des Therapeuten oder auch bei vielen ähnlichen Patienten für die Therapiekontinuität im Einzelfall.

Die Vorlage ermöglicht schnelle und genaue Dokumentation der notwendigen Behandlungsteile entsprechend den Untersuchungsergebnissen. Nicht notwendige Therapieteile werden gestrichen, notwendige können spezifiziert werden.

DOKUMENTATION DER **UNTERSUCHUNG**

NAME

Alter: **Größe:** **VK-Soll:** **VK-Ist:**

Schulterhochstand ❑ rechts ❑ links **Verkürzte Hals-Nacken-Linie:** ❑ rechts ❑ links

Hauptkrümmung ❑ rechts ❑ links konvex von .... bis ....

Nebenkrümmung ❑ rechts ❑ links konvex von .... bis ....

Nebenkrümmung ❑ rechts ❑ links konvex von .... bis ....

Rippenbuckel dorsal ❑ rechts ❑ links ventral: ❑ rechts ❑ links Lendenwulst: ❑ rechts ❑ links

Beckentiefstand: **Überhang:**

Flexion			Thoraxbeweglichkeit		
BWS oben			Sternal ventral		
mitte				links	rechts
unten			Costal ventral		
LWS oben			Costal dorsal		
unten			++ = Bewegung ausgeprägt 0 = keine Bewegung		
			+ = Bewegung vorhanden – = Bewegung in Gegenrichtung		

Ausdauerleistung 30 Sek.: Puls ....../10sek. bis ...... /10sek. in ...... sek.
Bewegung und Intensität

	links	rechts	Besonderes
Dehnfähigkeit: Ischiocrurale Muskulatur			Endgefühl:
Hüftbeuger			
Kraft: Kleine Glutäen	g.K.	g.K.	
Große Glutäen	g.K.	g.K.	
Bewegung Hüftgelenk: AR/0/IR			

Bauchmuskulatur **Rectusdieastase:** **Rippenbuckel ventral:** ❑ rechts ❑ links

Kraft: mal alternierendes Senken der Beine zwischen und Hüftflexion.

	Sicherer Stand		Skoliose ausgeprägter	
	links	rechts	Linkes vorn	Rechtes vorn
1 – Bein – Stand				
Ausfallschritt				
1 – seitiger – Kniestand				

Ausdauertraining: Dauer 1. Intervall: Intensität senken/ wie Befund/ steigern

„Fisch" „schlafender Käfer"

Hüftgelenke:

Dehnung d. ischiocruralen Mm. rechts links

Dehnung der Hüftbeuger: rechts links

Kräftigung der glutealen Abduktoren: rechts links

Kräftigung der glutealen Strecker: rechts links

Rotation: rechts AR/ IR links AR/ IR

"kleine Schraube"

Thorax-Becken-Spirale: Dehnung ❑ rechts Dehnung ❑ links

Brustdrehlage:

Rotation am Ort: Rotation vom Ort:

Thoraxkorrektur

Vibrationsdruck: rechts/links Redressionsdruck: rechts/links

Weichteiltechniken: rechts/links MT Technik:

Taktile Hilfe m.B.: rechts/links

Bauchmuskulatur:

Kahn

Externus-Kreis:

Bei gestreckter WS:

„Die Schlange" SL rechts/ links mit Beineinsatz

„Käfer" „Kahn" „Kieselstein"

Haltungskorrektur:

„Tulpe"

„Kieselstein"

Spezialübung: Streckung Shifting hinten rechts/ links +Atmung

Ggf. Übung/ Gerät

6. Skoliosemanagement und Übungsprogramme

Um die Wirkung der Therapie über die eigentliche Behandlungszeit hinaus zu gewährleisten und eine Veränderung der Bewegungsprogramme zu erreichen, erhalten die Patienten Hausübungsprogramme zum täglichen Üben.

Das Übungsprogramm sollte nicht unbedingt mehr als 20 Minuten, aber mehr als 5 Minuten dauern. Grundsätzlich kann es jeden Therapieaspekt enthalten, kann aber auch die Therapie ergänzen. Die Übungen müssen in ihrer Schwierigkeit dem aktuellen Leistungsstand des Patienten angepasst sein. Dazu wird die Anzahl der Wiederholungen, die Dauer der Übung oder deren Qualität individuell festgelegt.

Die Übungsprogramme sind visuelle und verbale Informationen und sollten nach den Erkenntnissen des Bewegungslernens gestaltet sein. Dies ermöglicht ein Lernen, welches optimal auf die Hirnfunktion ausgerichtet ist.

Günstig ist die sowohl verbale als auch visuelle Information, d.h. in Bildern und Text. Die Bilder sollen die Anfangs- und Endposition der Übung und jeden Umkehrpunkt darstellen. Bilder und Text sollen nicht ineinander übergehen, sondern entweder aufeinander folgen oder fortlaufend auf je einer Hälfte des Blattes angeordnet werden.

Korrekturen können eingefügt werden, wenn es absolut notwendig erscheint. Aber grundsätzlich wird das Lernen durch klare einfache und chronologische Bewegungsbeschreibung erleichtert. Jede Korrektur oder Erklärung belastet den Arbeitsspeicher des Rezipienten und kann das Verständnis mindern und zu fehlerhafter Umsetzung führen. Erklärungen und Korrekturen sollten während der Übergabe des Programms dem Patienten gegeben werden und können auch von ihm selbst bei Bedarf im Programm notiert werden.

Es ist günstig, wenn der Patient eine bestimmte Ziel- oder Zeitvorgabe für die einzelnen Übungen bekommt, die auch bis zum nächsten Behandlungstermin eine Steigerung erfahren kann.

Anmerkungen oder Korrekturen werden farblich abgesetzt, die Anzahl der Wiederholungen wird deutlich (Farbe und/ oder Größe) hervorgehoben. Da die Übung nach wenigen Tagen vom Patienten gelernt ist und nicht mehr im Detail nachgelesen wird, soll er auf einen Blick diese Variablen erkennen können. Die Übung muss vorher in der Therapie vom Patienten richtig durchgeführt und verstanden worden sein. Das regelmäßige Üben zeigt sich bei der ersten Überprüfung an der Versiertheit der Durchführung der Übung oder Positionierung von Hilfsmitteln.

Die Erstellung von Hausübungsprogrammen ist wichtiger Teil des Skoliosemanagements, das den Patienten während der Wachstumsperiode begleitet und in Wechselwirkung mit der Therapie steht.

Berücksichtigung der häuslichen Situation des Patienten gehört ebenso zum Skoliosemanagement, wie seine persönlichen Gegebenheiten. Dazu zählen sein Konstitutionstyp und sein Körpergefühl, seine psychische Ausdauer, Fähigkeit zum eigenständigen Trainieren und seine Zuverlässigkeit. Letztere ist auch abhängig von der Einsicht, die der Patient in seine Erkrankung und deren Besonderheiten mit Hilfe des Therapeuten schon erlangt hat. Dies alles ist auch ausschlaggebend für die Planung der Therapieintervalle und die Anzahl der Behandlungen pro Therapieeinheit. Hierbei kann über schriftliche Therapieberichte der nötige Kontakt zum Arzt gehalten werden. Da sich die Behandlung über Jahre oder Jahrzehnte hinziehen kann, ist ein gutes, immer wieder neu aktualisiertes Skoliosemanagement sehr wichtig. Ein guter Therapeut wird auch immer zum Partner des Patienten. Diese Partnerschaft steuert den Patienten durch die gefährlichen Wachstumsperioden und eröffnet ihm neue Dimensionen des Körpergefühls und der Körperbeherrschung. Da jeder Patient lernen muss, Schritt für Schritt die Kontrolle über seinen Körper selbst zu übernehmen und auch wegen der langen Therapiedauer ist eine regelmäßige Therapie, ein- oder zweimal wöchentlich nicht unproblematisch bzw. erscheint nicht optimal.

Schon 1985 wurde im Skoliosezentrum des Oskar-Helene-Heims ein Therapiemodul entwickelt, bei dem Behandlungsserien von 10 Behandlungseinheiten abwechseln mit Pausen von 2 bis 8 Wochen, in denen der Patient eigenständig sein Hausübungsprogramm weiter durchführt. Dieses Modul verbessert die therapeutische Interaktion zwischen Patient und Therapeut erheblich. Außerdem fördert es die Eigenverantwortlichkeit des Patienten und bietet somit für alle Beteiligte, selbst die Kostenträger, viele Vorteile. Allerdings ist die Effektivität einer Therapie in Anwesenheit des Therapeuten natürlich wesentlich größer. Das neue Intervallmodul ermöglicht die Betreuung von Patienten auch aus dem In- und Ausland und ist damit nicht ortsgebunden.

7. Skoliosetherapie bei kleinen Kindern

In der Regel werden Skoliosen etwa zwischen dem sechsten und achten Lebensjahr entdeckt. In einigen Fällen können die ersten Anzeichen einer Skoliose schon ab etwa dem dritten Lebensjahr, in Ausnahmefällen sogar noch früher auftreten. Gerade bei kleinen Kindern ist die gezielte therapeutische Intervention in Anbetracht der großen Wachstumspotenz und der noch geringen Fixierung sehr wichtig und auch erfolgversprechend. Ungeachtet der durchaus möglichen Spontanremissionen sollte man immer von einer progredienten Skoliose ausgehen und sich freuen, wenn es nicht so ist oder wenn die rechtzeitige Therapie die Progredienz bremst und das klinische Bild relativ unauffällig bleibt.

Die Therapie kleiner Kinder zwischen drei und etwa sechs bis sieben Jahren muss natürlich auf diese Patienten und deren Bedürfnisse und körperliche Voraussetzungen abgestimmt sein. Sie muss neben den veränderten körperlichen Voraussetzungen auch das kindliche Spiel- und Bewegungsverhalten berücksichtigen.

7.1. Körperliche Unterschiede zwischen kleinen Kindern und Schulkindern

Kleine Kinder können einzelne Segmente der Wirbelsäule nicht gegeneinander bewegen. Also können sie die Wirbelsäule nicht strecken, dazu müsste die Lendenwirbelsäule leicht in Richtung Beugung und die Brustwirbelsäule in die Streckung bewegt werden.

Bei den Korrekturübungen mit statischer Konvexkorrektur muss deshalb eine leichte gleichmäßige Reklination der Wirbelsäule erfolgen. Dies wird durch die Ausgangsstellung mit Überhang des Schultergürtels und durch die Placierung der Geräte bzw. des Spielzeugs erreicht.

Die Konvexspannung wird konditioniert wie eine Spielregel. Das Kind hält den konvexseitigen Arm gestreckt adduziert, der Daumen zeigt nach hinten (= Außenrotation im Schultergelenk), während es mit dem konkavseitigen Arm in ca. 180° Schultergelenksflexion spielt.

Eine Atemtherapie ist nicht erforderlich wegen der zu geringen Ausprägung der Thoraxdeformität, der Weichheit des Gewebes und der Abstraktheit der Vorstellung einer Vergrößerung der einseitigen Atembewegung im Rippental. Dies wird mit zunehmendem Alter langsam z.B. durch „Krabbeln“ (= Gewebslösung) im dorsalen Rippental und dezenten Redressionsdruck initiiert.

Das erste Symptom, die Strecksteife muss unbedingt intensiv therapiert werden. Darüber hinaus sollte das Kind zur Rolle vorwärts oder zu Purzelbäumen angeregt werden.

Dehnung von Muskulatur ist nicht notwendig. Die Nachgiebigkeit bzw. Dehnfähigkeit der Muskulatur ist wegen des Längenwachstums meist noch ausreichend. Es wird aber das Ausnutzen der Beweglichkeit konditioniert im Hinblick auf den Erhalt der kindlichen seitengleichen Beweglichkeit und Dehnfähigkeit.

Ausdauertraining erfolgt zum Abbau des kindlichen Bewegungsdranges und muss den Gegebenheiten des kindlichen Organismus angepasst sein. Ein starker Glykogenabfall, wie er beim Ausdauertraining (s.o.) als Reiz verwendet wird, ist für den kindlichen Organismus nicht schnell genug zu kompensieren. Bei kleinen Kindern wird besonders die anaerob alaktazide Energiegewinnung genutzt um den Kreislauf und die Atmung anzuregen. Dazu werden kurze intensive Leistungsintervalle gefolgt von ruhigen Abschnitten. Schnelles Rennen wird abgelöst von einer ruhigen Aktivität. Ähnlich finden wir dies bei kindlichen Fangespielen wie „Drittenabschlagen“ und „der Plumpsack geht rum“ oder einfach nur „Fangen“.

7.2. Kindliches Spiel- und Bewegungsverhalten

In der kindgerechten Therapie gibt es keine feststehende Reihenfolge der Therapieteile. Es werden nach Verfassung des Kindes ruhige und aktivere Therapieteile so abgewechselt, wie es dem Kind entspricht. Alles, was in der Therapie geschieht, muss aus spielerischer Perspektive gesehen werden. Der Spielleiter ist unbedingt der Therapeut, aber das Spiel muss Spaß machen und der Ausgang oder der Erfolg ist wichtig. Deshalb ist auch die Behandlungsdauer unbestimmt. Die Behandlung sollte länger als 15 Minuten dauern aber die 45 Minuten nicht überschreiten. Eine Behandlung muss so beendet werden, dass das Kind zwar gefordert aber nicht überfordert ist. Und das Ende muss dann erfolgen, wenn der kleine Patient gern noch ein bisschen weiter spielen würde, besonders, weil er ja immer wieder etwas Neues dazulernt. Am schönsten ist es, wenn das Kind sich nach der Behandlung schon auf das nächste Mal freut. Unnötig zu sagen, dass dies alles nur gelingt, wenn der Therapeut Kinder mag und selber gern spielt.

Kinder wissen zwar noch nicht sehr viel, sind aber sehr sozialkompetent. Verstellung und Anbiederung riechen sie drei Meilen gegen den Wind. Ebenso wie sie Unentschlossenheit oder Unsicherheit des Therapeuten genau erspüren und durchaus ausnutzen. Und schließlich wollen auch Kinder einen Therapieerfolg erleben. Bestimmte Dinge müssen wichtig sein, wie z.B. das Shifting bzw. die Adduktion des konvexseitigen Armes. Fertigkeiten müssen erlernt werden. Kinder verstehen vielleicht nicht immer, was genau geschieht oder wofür das gut ist, sie spüren aber immer, ob etwas geschieht und ob der Therapeut es wichtig nimmt.

7.3. **Eltern**

Je kleiner die Kinder, desto unverzichtbarer ist die Mitarbeit der Eltern. Denn gleich von Anfang an sind Hausübungsprogramme unbedingt erforderlich. Diese können bei kleinen Kindern bis etwa fünf Jahren nur mit Hilfe der Eltern umgesetzt werden. Wenigstens ein Elternteil sollte gelegentlich besonders am Anfang bei der Therapie dabei sein und einzelne Übungen kennenlernen, die auch zu Hause durchgeführt werden können. Dabei schult sich auch mit der Zeit der Blick der Eltern für die Skoliose. Anfangs werden besonders Dehnlagerungen zu Hause geübt, die man mit dem Vorlesen von Geschichten verbinden kann. Später werden dann neben der Rolle vorwärts auch Korrekturübungen dazu kommen.

7.4. **Kindgerechte Behandlung**

Die Reihenfolge der Therapieteile ist o.g. Kriterien, der Konzentrationsfähigkeit und der Abwechslung unterworfen und wird deshalb hier nicht allgemeingültig beschrieben.

Es darf in der Therapie kein Überangebot an Geräten oder Spielen entstehen. Dies behindert die kindliche Konzentrationsfähigkeit. Es erschwert dem Kind, sich so auf die Therapieteile einzulassen, wie es eigentlich möchte und wie es notwendig wäre. In dieser Hinsicht möchten Kinder durchaus von Erwachsenen angeleitet werden, um zu lernen und um jedes Angebot auskosten zu können. Ratlosigkeit oder zu langsames Vorangehen ist in einer kindgerechten Therapie ebenfalls unangebracht. Dadurch wird das Kind angeregt, seinerseits die vermeintlichen oder sogar echten Therapielücken zu füllen. Da es aber spürt, dass damit die Therapie ihren Sinn verliert, wird das Kind bald uninteressiert oder sogar ablehnend reagieren. Da nicht die einzelne Übung den Therapieerfolg gewährleistet sondern die Veränderung der Bewegungsmuster dies bewirkt, muss das Kind aufgeschlossen und interessiert bleiben. Es muss lernen wollen, was in der Therapie gelehrt wird. Und es wird bei diesem „Therapiespiel" den Wunsch haben, alles gut zu können. Kinder sollten sich auf möglichst viele Behandlungsteile freuen. Sie werden die entsprechenden Übungen immer wieder einfordern. Der erste Erfolg zeigt sich, wenn die kleinen Patienten anfangen, selbst Übungen vorzuschlagen oder zu entwickeln. Aus den bekannten kindlichen Hampelmannsprüngen machte z.B. eine Patientin Sprünge, bei denen der rechte Arm adduziert und nur der linke nach oben ausgestreckt wurde (Abb. 94).

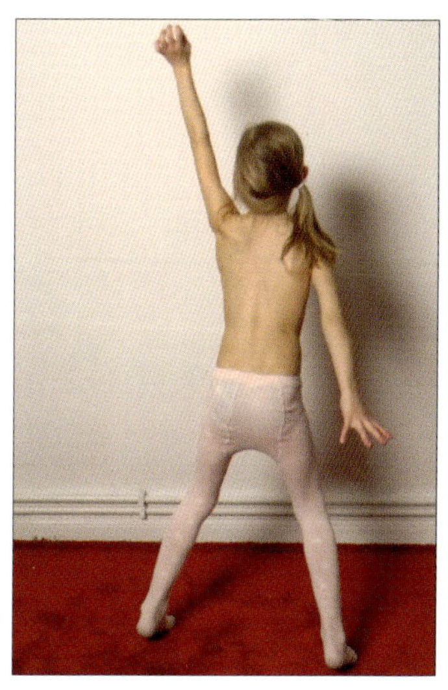

Abb. 94 Skoliosehampelmann

Die folgenden Übungsbeispiele sind für eine Skoliose mit rechts konvex thorakaler Hauptkrümmung und dezenter lumbaler Gegenkrümmung konzipiert. Die Strecksteife ist zwar schon rückläufig aber durchaus noch vorhanden.

7.4.1. Erwärmung und Förderung der cardio-pulmonalen Leistungsfähigkeit

Im Rahmen der Erwärmung soll das Kind sich austoben und die Muskulatur sowie auch die Koordinationsfähigkeit sollen angeregt werden. Unbedingt muss auch gleich mit der Konditionierung der Konvexkorrektur begonnen werden. Dafür wird ein Bewegungsablauf gewählt, bei dem die Adduktion und Außenrotation des (in unserem Beispiel) rechten Armes möglich ist und bei dem während der Korrekturphase die Wirbelsäule nicht mobilisiert wird.

Übungsbeispiel

Das Kind steht mit adduziertem rechtem Arm im Raum. Der Therapeut gibt ihm nacheinander mehrere Gummiringe in die linke hochgestreckte Hand (Abb. 95), die das Kind dann hinter sich in den Raum wirft. Nun sammelt es immer einzeln aber ganz schnell einen Ring auf, läuft zum Therapeuten und fädelt mit der linken Hand den

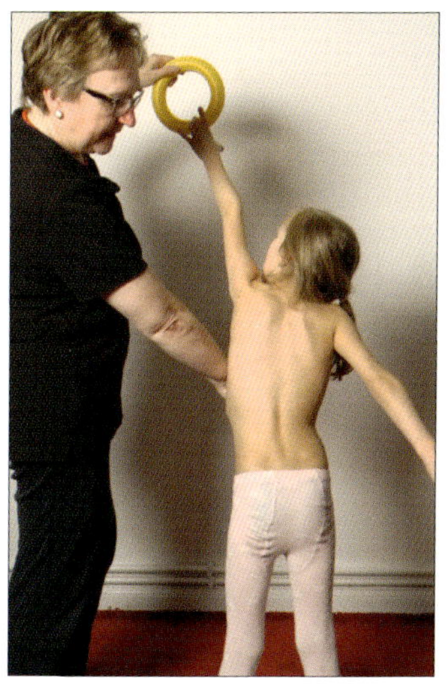

Abb. 95 Erwärmung Ring angeln

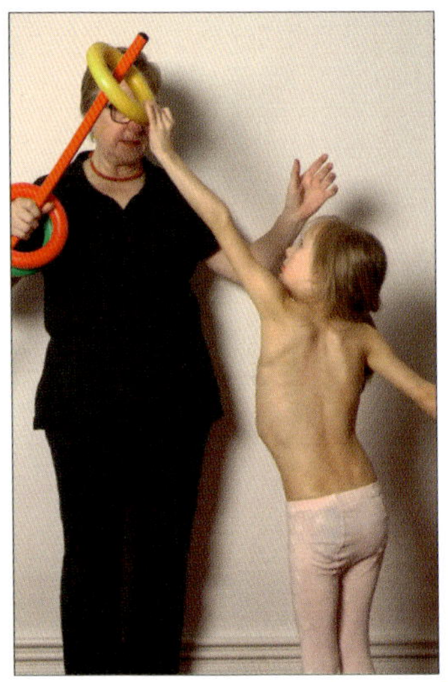

Abb. 96 Erwärmung Ring auffädeln

Ring auf einen Stab (Abb. 96). Der Therapeut hält den Stab so hoch, dass der linke Arm nach oben gestreckt werden muss und er wackelt etwas mit dem Stab, damit der Vorgang des Auffädelns nicht zu schnell gelingt. So wird ein Ring nach dem anderen schnell geholt und aufgefädelt. Der rechte Arm bleibt beim Auffädeln konsequent adduziert und außenrotiert und wird durch das Spiel auf diese Position konditioniert. Schon bald wird das Kind von ganz allein diese Spielregel verstanden haben und ganz automatisch umsetzen.

7.4.2. **Dehnung der ischiocruralen Muskulatur**

Da eine Dehnung bei kleinen Kindern selten notwendig ist, wird dieser Therapieteil zur Entspannung genutzt und zur Konditionierung der Hüftbeugung bei gestrecktem Kniegelenk, die ja später vielleicht noch gebraucht wird.

Übungsbeispiel

Vor Beginn zeigt der Therapeut dem Kind sieben bis zehn Bildchen mit Tierabbildungen oder Phantasiegestalten (Abb. 97). Dann legt sich das Kind in Rückenlage, die Hände sind unter dem Kopf und die Ellenbogen am Boden. Das eine Bein liegt auf der Unterlage, das andere ist angebeugt (Abb. 98). Mit Hilfe des Therapeuten streckt das Kind das gebeugte Bein zur Zimmerdecke und zieht den Fuß etwas hoch, so dass der Therapeut ein Bildchen darauflegen kann (Abb. 99). Nun versuchen beide das Bein im Hüftgelenk weiter anzubeugen, während der Patient rät, was auf dem

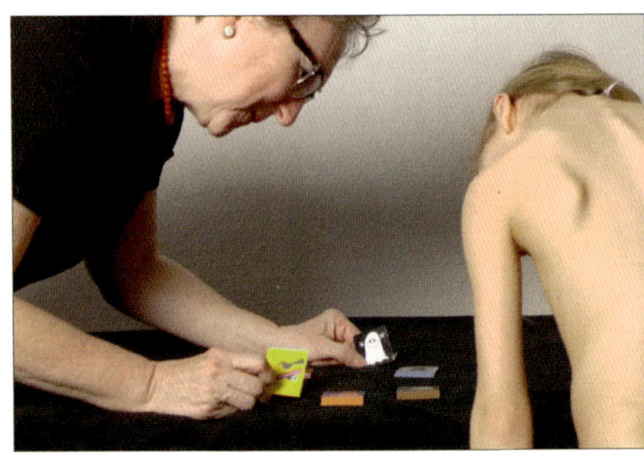

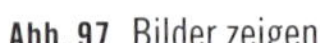

Abb. 97 Bilder zeigen

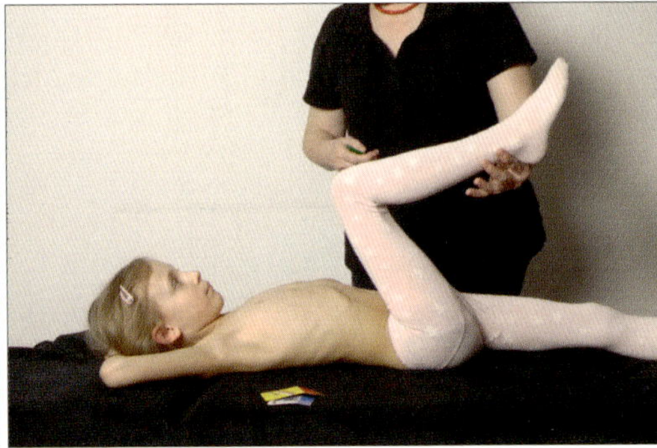

Abb. 98 Anfangsposition für Dehnung

Bildchen zu sehen ist. Der Therapeut kann mit kleinen Hinweisen dabei helfen. Wurde das Bild erraten, darf das Bein wieder angebeugt werden und das Bild kommt auf den Stapel „gewusst". Verbunden mit den richtigen Geschichten zu den Bildern lieben viele Kinder diesen Therapieteil und wollen gar nicht mehr aufhören. Das kommt der Konditionierung der Dehnung der ischiocruralen Muskulatur sehr zugute.

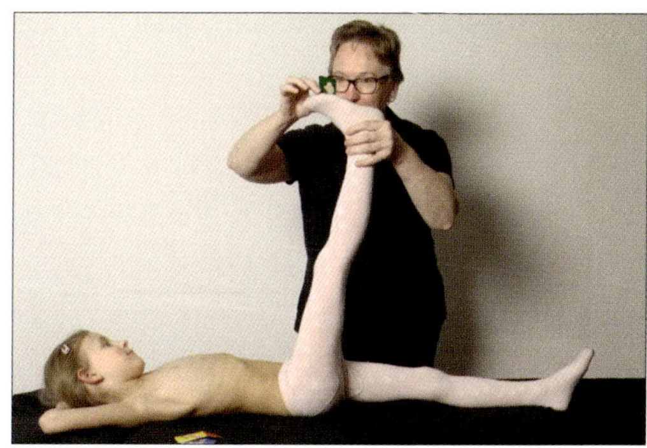

Abb. 99 Rate- und Dehnphase

7.4.3. **Dehnung der Hüftbeuger**

Da kleine Kinder Lendenwirbelsäule und Hüftgelenke nicht gegeneinander bewegen können und bei Rückstreckung im Hüftgelenk die Lendenwirbelsäule lordosieren ist eine Dehnung der Hüftbeuger kaum möglich und entspricht auch nicht den kindlichen Bewegungsmustern. Deshalb wird entwicklungsfördernd und in Vorbereitung auf die spätere Therapie der Ausfallschritt konditioniert zur Intensivierung der seitengleichen Rotation von Schultergürtel gegen Becken. Es kann auch hierbei die Konvexkorrektur konditioniert werden.

Übungsbeispiel

Im Stand vor einem „Graben" fängt das Kind einen Gummiring (Abb. 100). Dann macht es einen Ausfallschritt über den Graben, der durch ein Seil markiert wird. Während der rechte Arm adduziert außenrotiert wird, fädelt das Kind mit links den Reifen auf den Arm des Therapeuten (Abb. 101). Die Übung wird auf beiden Seiten mehrmals durchgeführt.

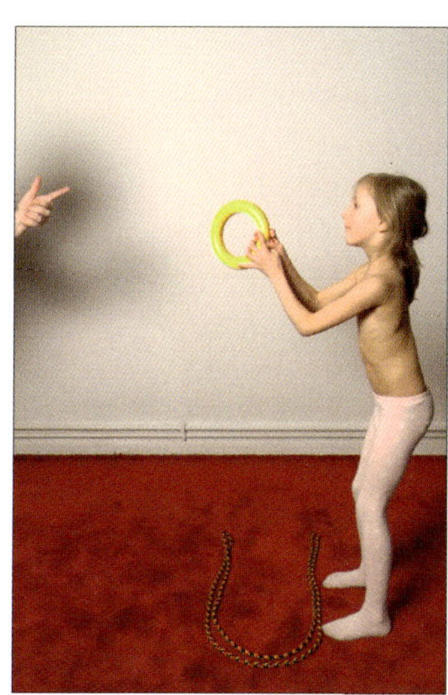

Abb. 100 Konditionieren des Ausfallschritts Anfangsposition

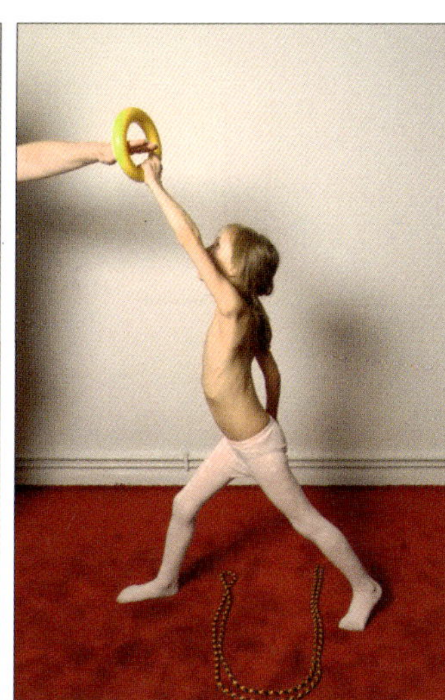

Abb. 101 Konditionieren des Ausfallschritts Endposition

7.4.4. **Lumbale Weichteildehnung und Dehnung der Hüftbeuger**

Schon bei kleinen Kindern ist es wichtig, der einseitigen lumbalen Weichteilschrumpfung entgegenzuwirken, auch wenn oder gerade weil sie erst in ihren Anfängen ist und noch nicht irreversibel gefestigt.

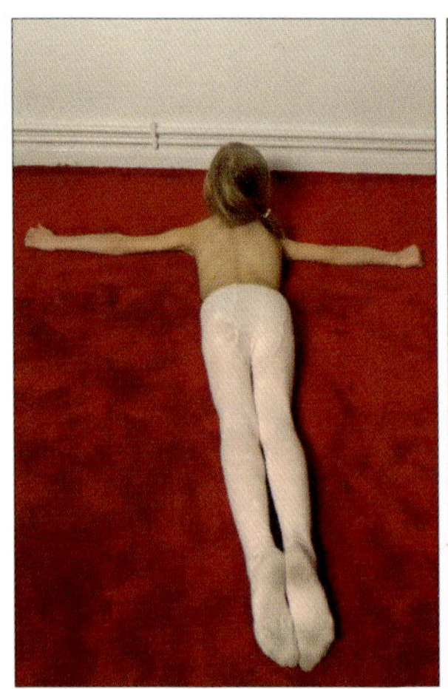

Abb. 102 „Skorpion" Anfangsposition

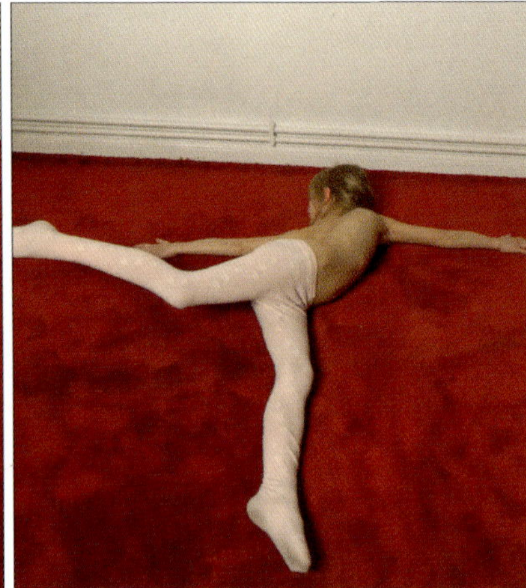

Abb. 103 „Skorpion" Endposition

Übungsbeispiel **„Der Skorpion"**

Ausgangsstellung ist die Bauchlage am Boden, die Arme sind zur Seite ausgebreitet (Abb. 102). Wie ein Skorpion mit seinem Stachel bewegt der kleine Patient seinen Fuß zur gegenüberliegenden Hand (Abb. 103). Die Bewegung wird mit der betroffenen Seite so lange intensiv geübt, bis kein Seitenunterschied mehr für das Kind spürbar bzw. sichtbar ist.

7.4.5. **Trichterbrustprävention**

In der Regel wird bei kleinen Kindern noch keine Trichterbrust klinisch erkennbar sein. Da aber die Streckkontraktur der unteren Brustsegmente ganz unweigerlich zur Näherung von Wirbelsäule und Brustbein führt, sollte rechtzeitig mit der Förderung der Beweglichkeit des Brustbeins nach ventral begonnen werden.

Übung **„Der Fisch"**

Die Übung wird mit der Dehnstallung begonnen (Abb. 104). Und nach drei Einatmungen werden die Beine resp. die Fischflossen gehoben und diese Position (Abb. 105) wird ebenfalls über drei Einatmungen gehalten. Für kleine Kinder ist das Anheben der Beine viel einfacher als für ältere Patienten. Das Zählen bis drei wird u.u. gleich mit geübt. Diese Übung ist auch sehr gut geeignet als Einstieg für das selbständige Üben zu Hause.

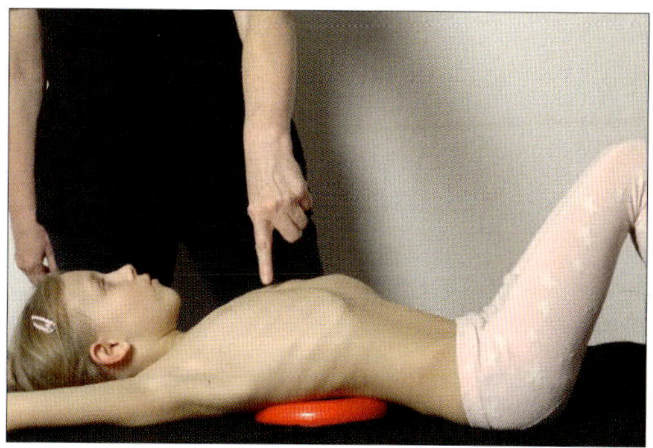

Abb. 104 Dehnstellung Fisch

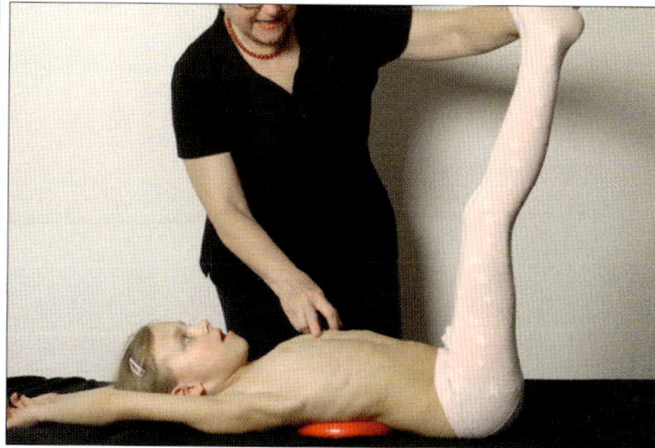

Abb. 105 Fisch mit erhobener Flosse

7.4.6. Kräftigung der Bauchmuskulatur bei gestreckter Wirbelsäule

Der einzige Teil der Therapie, bei dem die Wirbelsäule tatsächlich in die neutrale Streckstellung kommt, ist die Kräftigung oder Konditionierung der Bauchmuskulatur. Das Kind liegt in Rückenlage, Hände sind unter dem Kopf und Ellenbogen bleiben am Boden. Dadurch wird die Brustwirbelsäule gestreckt. Da bei der folgenden Übung die Bauchmuskulatur kräftig angespannt wird, ohne dass das Becken vom Boden abhebt, kommt es auch zu einer Streckung der Lendenwirbelsäule indem diese an den Boden angelegt wird.

Übungsbeispiel

Der kleine Patient liegt in Rückenlage, die Hände unter dem Kopf, Ellenbogen am Boden und Füße aufgestellt. Er zieht beide Beine an den Bauch und der Therapeut hält ihm einen Gummiring so hin, dass er ihn bei starker Hüftbeugung zwischen die Füße nehmen kann (Abb. 106). Die Beine müssen dabei so weit angebeugt werden, dass die Lendenwirbelsäule entlordosiert wird, ohne dass das Becken abhebt. Nun wird der Gummiring mit den Füßen auf einen Stab aufgefädelt, den der Therapeut ihm hinhält (Abb. 107).

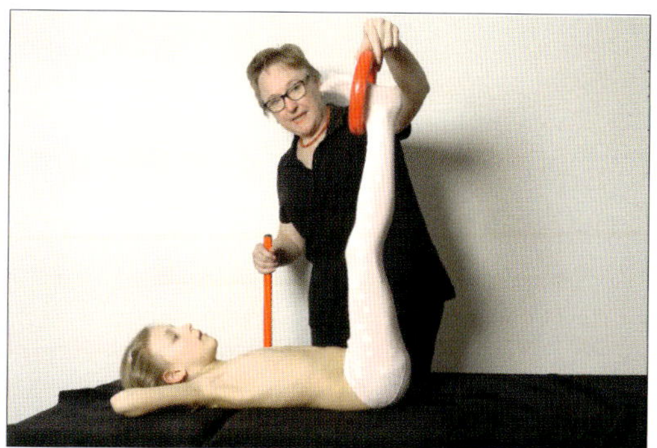

Abb. 106 Bauchmuskelkonditionierung

Wurden auf diese Weise mehrere Gummiringe auf den Stab gefädelt, hält ihn der Therapeut quer vor die Füße des Patienten (Abb. 108). Dieser tritt schnell mit beiden

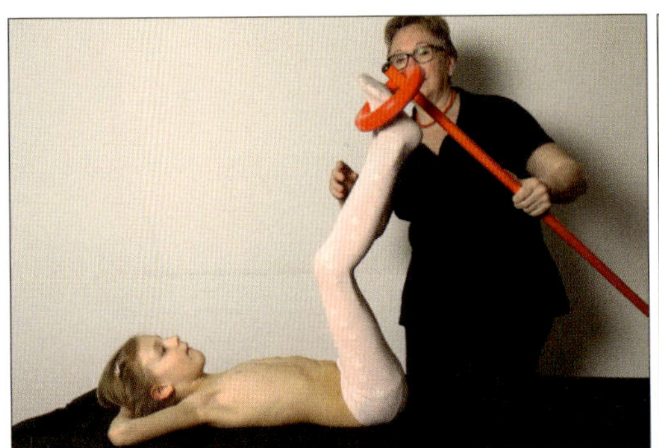

Abb. 107 Ring auffädeln

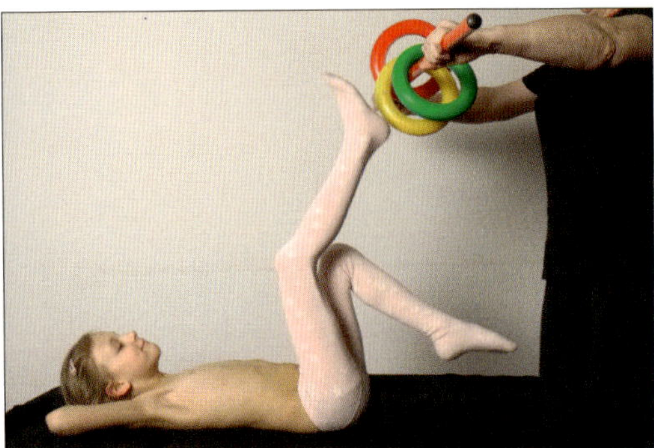

Abb. 108 Ringe treten

Füßen alternierend gegen die Ringe und versetzt sie in Drehungen. Die Bauchmuskelspannung steigt mit der Geschwindigkeit der alternierenden Beinbewegungen. Je tiefer der Stab gehalten wird, desto schwerer wird die Übung.

7.4.7. **Korrekturübungen**

Ein Hauptanliegen der kindgerechten Therapie – neben dem Erhalt der Beugefähigkeit der Wirbelsäule – ist die frühzeitige Konditionierung der Korrekturspannung.

7.4.7.1. **dynamische Konvexkorrektur**

Nach meiner Erfahrung behindert die Beugung der Wirbelsäule die Progredienz oder, anders ausgedrückt, je beugefähiger die Brustwirbelsäule bleibt, desto geringer ist die Gefahr einer Verschlechterung der Skoliose. Leider verlieren Kinder mit Beginn der Strecksteife häufig die Lust am Purzelbaum bzw. an der Rolle vorwärts. Dieser Unlust sollte durch Motivation entgegengewirkt werden. Außerdem sollte der kleine Patient animiert werden, öfter zu Hause den „schlafenden Käfer" (s.o.) durchzuführen. Vielleicht während ihm eine Geschichte vorgelesen wird. Darüber hinaus wird während der Therapie die dynamische Konvexkorrektur begonnen mit „Käfer" und Kieselstein"

Die Übungen werden genauso durchgeführt, wie sie im ersten Teil beschrieben sind. Allerdings findet die Information des Kindes eher taktil als verbal statt. Durch die manuelle Hilfe erlernt das Kind die Beuge- und

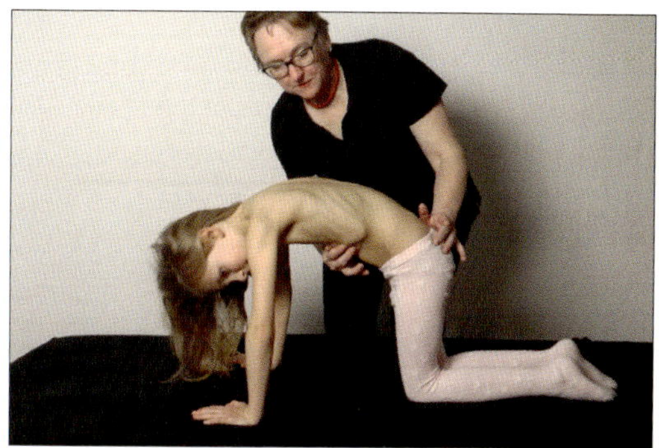

Abb. 109 runder Käfer

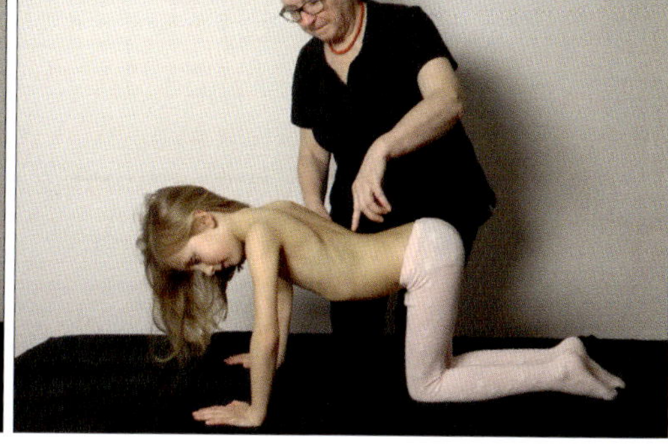

Abb. 110 hohler Käfer

Streckbewegung der Wirbelsäule (Abb. 109 und 110). Später geht der Therapeut dann dazu über, während der Bewegung die rotatorische Korrektur durch die taktilen Unterstützungen anzubahnen (Abb. 111). Entweder, das Kind passt sich ganz unbewusst den Händen des Therapeuten an, oder es wird dazu aufgefordert dies zu versuchen.

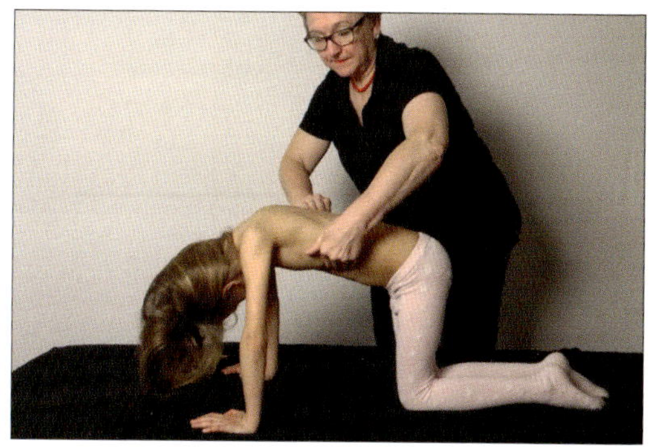

Abb. 111 Käfer mit Korrektur

7.4.7.2. statische Konvexkorrektur

Wie schon oben erwähnt, werden die Kinder auf die Adduktion des außenrotierten gestreckten konvexseitigen Armes konditioniert und erlernen dadurch die Konvexspannung auf der gleichen Seite.

Übungsbeispiel

Das Kind liegt mit freischwebendem Oberkörper auf der Therapiebank und hält sich mit dem linken Fuß an der Bankkante fest. Dadurch erfolgt gleichzeitig die Sicherung der lumbalen Nebenkrümmung während der Übung.

Der rechte Arm wird adduziert, gestreckt und außenrotiert seitlich am Körper gehalten und konditioniert die Konvexspannung dorsolateral auf derselben Seite.

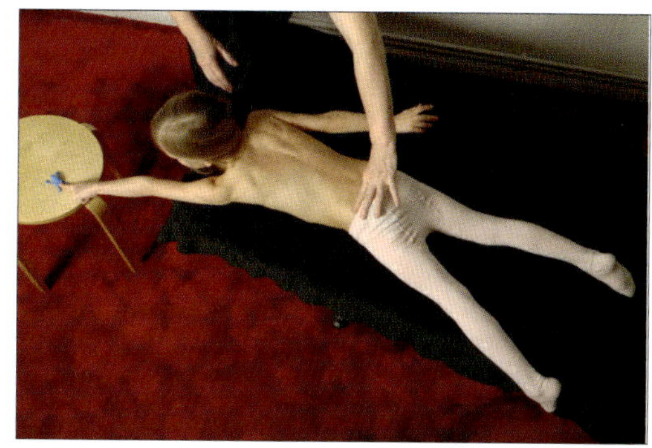

Abb. 112 statische Konvexkorrektur auf der Bank

Links vor dem Kind auf einem Hocker stehen einige Springfrösche, die es in den großen Teich um den Hocker herum schnippen soll (Abb. 112).

Egal, was gerade gespielt wird, immer ist es die konkavseitige Hand, die bei flektiertem Arm etwas tut, während der konvexseitige Arm das Shifting oder die Konvexspannung einleitet.

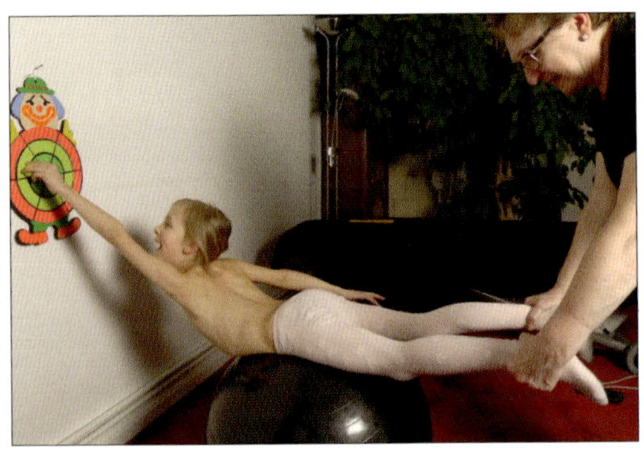

Abb. 113 statische Konvexkorrektur auf dem Pezzi-Ball

Übungsbeispiel

Als weitere Ausgangsstellung eignet sich die Bauchlage auf dem Pezzi-Ball. Der Therapeut hält die Beine am Unterschenkel und sorgt durch Abduktion und Innenrotation des linken Beines für die Sicherung der Nebenkrümmung. Der Patient übt mit dem linken Arm, indem er z.B. kleine Filzbälle versucht auf die Mitte der Clownscheibe zu werfen, während der konvexseitige Arm wieder die Korrekturspannung konditioniert (Abb. 113).

7.4.8. **Haltungsschulung**

Außer der weiteren Konditionierung der statischen Konvexkorrektur dient die Haltungsschulung dem Anbahnen der aufrechten Haltung, Training der glutealen Hüftmuskulatur und der Anbahnung der Wirbelsäulenstreckung.

Übungsbeispiel **mit mehreren Komponenten**

Mit der linken Hand nimmt das Kind einen Gummiring, den der Therapeut möglichst hoch hält (Abb. 114) und legt ihn sich auf den Kopf. Der rechte Arm wird wieder adduziert und außenrotiert gehalten. Ohne dass der Reifen von seinem Kopf fällt steigt das Kind über ein oder mehrere Hindernisse (Abb. 115). Durch die aufrechte Haltung und den Ring auf dem Kopf wird die Streckung der Brustwirbelsäule eingeleitet, durch die Hüftbeugung beim Steigen die Entlordosierung der Lendenwirbelsäule.

Es könnte noch ein Gang über den Schwebebalken eingebaut werden. Durch das Balancieren bleibt das Gefühl für die Mitte länger erhalten. Außerdem entspricht dies der kindlichen Entwicklung und sorgt für eine kräftige Anspannung der glutealen Hüftmuskulatur beidseits.

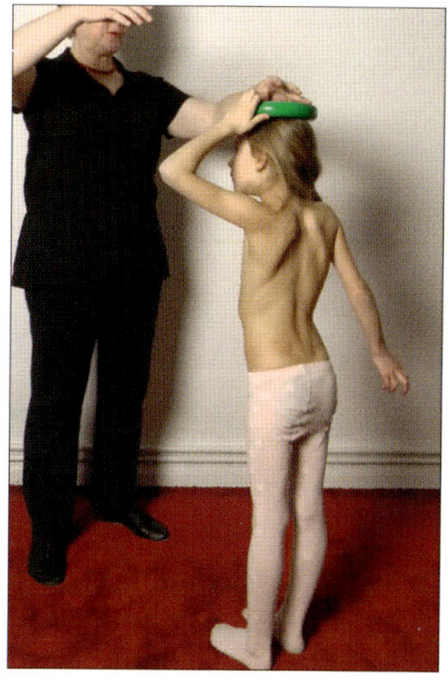

Abb. 114 Haltungsschulung Ring als Krone

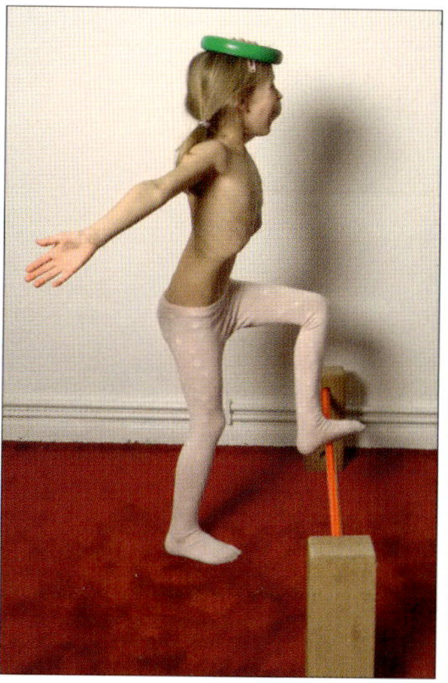

Abb. 115 Haltungsschulung Steigen

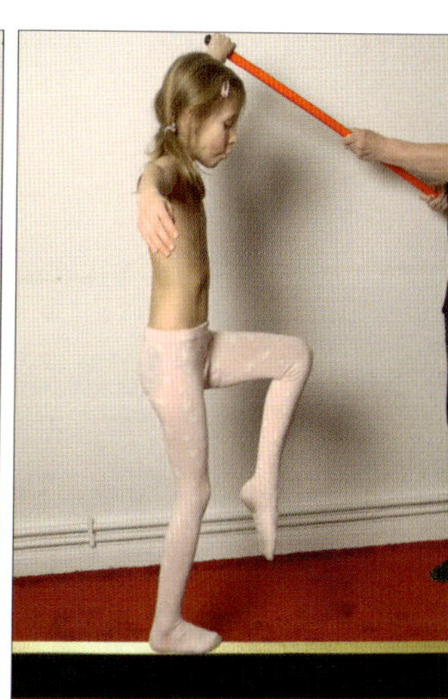

Abb. 116 Haltungsschulung Storchenschritt

Im Storchengang kommt es dann auch zur Anbahnung der Streckung der Wirbelsäule, wenn bei aufrechter Haltung ein Bein weit genug im Hüftgelenk gebeugt wird (Abb. 116).

8. Zukunftsperspektiven

Das Gebiet der Skoliosetherapie ist noch vergleichsweise jung und wenig durch Studien belegt. Auch die Evaluation von Therapieergebnissen erfolgt nur unzureichend. Es fehlen wichtige Basisdaten, an denen sich Untersuchungen orientieren könnten. Die Anzahl von Skoliosebetroffenen oder -gefährdeten einer Altersgruppe bezogen auf eine bestimmte Stadt oder Region wurde bisher nicht evaluiert. Es gibt nicht einmal zuverlässige d.h. gleichlautende Studien zur Rate der Spontanremissionen. Dies wäre aber eine wichtige Voraussetzung für Studien zum Therapieerfolg, die im Verhältnis zu dieser Rate der Spontanremissionen gesetzt werden müssten. Vor allem unabhängige Studien, bei denen keine eigennützige Absicht unterstellt werden kann, fehlen hier nahezu gänzlich. Alle bisherigen diesbezüglichen Studien wurden nur im klinischen Umfeld durchgeführt. Dies muss unbedingt ausgeweitet werden auf z.B. Erhebungen in Schulen. Im Anschluss sollen einige praktische Beispiele Interesse wecken und Anregung geben.

8.1. Studien

Eine Untersuchung zur Evaluation von Persönlichkeitsmerkmalen, die in Zusammenhang mit der Skoliose stehen könnten oder von ihr ausgelöst werden, ist schon oft begonnen aber nie erfolgreich beendet worden. Bisher konnte in dieser Hinsicht keine evidente Aussage gemacht werden. Auch mir ist bei den vielen Skoliosepatientinnen und -patienten kein spezielles Persönlichkeitsmerkmal aufgefallen, welches ich mit der Erkrankung in Zusammenhang bringen würde. Auch keine sekundäre Veränderung könnte ich benennen.

Neben solchen psychisch-menschlichen Themen, zu denen auch die Wirkung eines Korsetts auf das Leben der Heranwachsenden gehört, wären Untersuchungen zur Skoliosehäufigkeit eines Jahrgangs von Interesse zur Einschätzung des tatsächlichen Risikos. Vor allem Studien, die nicht im klinischen Umfeld angelegt sind, sondern an Schulen oder in Kindergärten erhoben werden.

8.2. Messgeräte

Das Verhältnis von querem zum sagittalen Thoraxdurchmesser wird beim Ungeborenen gemessen, leider gibt es keine vergleichbaren Messgeräte für den Nachweis der querovalen Thoraxdeformierung bei Skoliosepatienten, also für Menschen ab dem vierten Lebensjahr. Natürlich liegen auch hier noch keine Referenzwerte durch Erhebung bei gesunden Jugendlichen vor. Ein Therapieerfolg kann bisher nur durch einen Sichtbefund belegt werden. Ebenso sind die Messgeräte für Rippenbuckel bzw. -tal relativ simpel (Beckenwaagen) bzw. ungenau (Skoliometer). Da wären einfachere und präzisere elektronische Messmöglichkeiten von Vorteil. Im Handwerksbereich gibt es diese Geräte, leider bisher noch nicht für den menschlichen Körper.

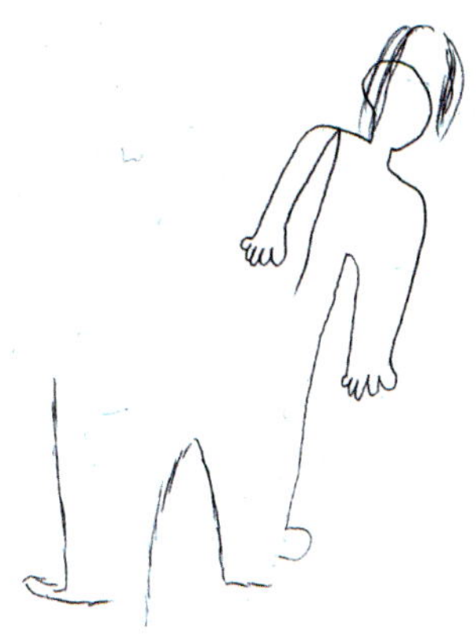

Abb. 117 Blindzeichnung einer Skoliosepatientin

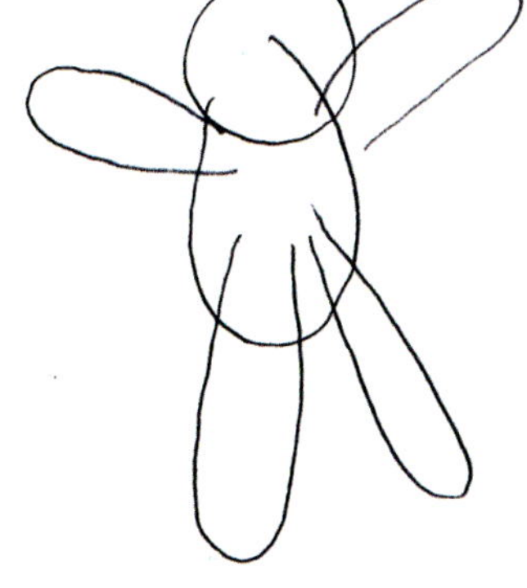

Abb. 118 Blindzeichnung eines Mädchens ohne Skoliose

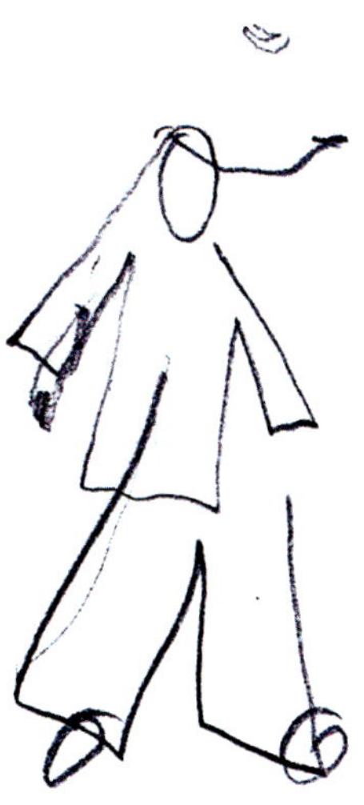

Abb. 119 Blindzeichnung einer Patientin ohne Korsett

8.3. Blindzeichnungen

Angeregt durch ein Experiment im Kunstunterricht meines Sohnes entwickelte sich die Frage, ob sich die Veränderung des Haltungsbewusstseins bei Skoliosepatienten in sog. Blindzeichnungen niederschlägt. Bei Blindzeichnungen wird ohne Sichtkontrolle der eigene Körper gezeichnet. Bei den bisher vorliegenden Zeichnungen zeigt sich eine Häufung an seitlich verschobenen Körperabschnitten (Abb. 117) im Vergleich zu den Zeichnungen von Personen ohne Skoliose (Abb. 118). Besonders interessant waren zwei Zeichnungen von derselben Patientin. Die erste Blindzeichnung entstand ohne Korsett (Abb. 119), während sie bei der zweiten Zeichnung ihr Korsett trug (Abb. 120).

All dies belegt, dass es in der Skoliosetherapie noch viel zu untersuchen und herauszufinden gibt. Und somit birgt das Ende des Buches neue Anfänge.

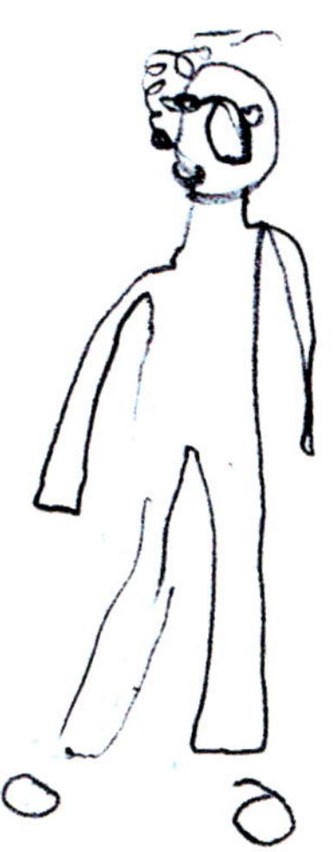

Abb. 120 Blindzeichnung derselben Patientin mit Korsett

Literatur zum Buch

- A.N. Witt et al.: **Orthopädie in Praxis und Klinik. Band 1 Allgemeine Orthopädie.** 2.Auflage. Stuttgart: Georg Thieme Verlag, 1980. ISBN 3-13-561102-7
- Rolf Meister: **Atemfunktion und Lungenkreislauf bei thorakaler Skoliose. Bücherei des Pneumologen Band 5.** 1. Auflage.Stuttgart: Georg Thieme Verlag, 1980. ISBN 3-13-174401-4
- Jean-Pierre Barral: **The Thorax.** 5.Auflage. USA: Eastland Press Seattle, 2004. ISBN 0-939616-12-2
- P.G. Marchetti, A. Faldini: **Le Traitement chirurgical des scoliosis,** Clinique Orthopèdique de l'Universitè de Florence, Milano,1967
- Erna Becker: **Skoliosen- und Diskopathienbehandlung,** 6.Auflage. Stuttgart: Gustav Fischer Verlag, 1973. ISBN 3-437-10247-8
- Luise von Niederhöffer (geb. von Egidy): **Behandlung von Rückgratsverkrümmungen (Skoliosen) nach dem System Niederhöffer und die Behandlung des Rundrückens,** 1.Auflage. Berlin: Elwin Staude, Verlagsbuchhandlung, KG,1942.
- **Denken Lernen Vergessen,** F. Vester
- M. Hoster und H.-U. Nepper: **Dehnen und Mobilisieren, Waldenburger Trainingstherapietage 1993,** 1. Auflage. Waldenburg: Speh-Druck Öhringen, 1994, ISBN 3-9803055-2-x
- M. Hoster, H. Binkowski, H.U. Nepper: **Medizinische Trainingstherapie in der ambulanten orthopädischen und traumatologischen Rehabilitation, Waldenburger Trainingstherapietage 1997,** 1. Auflage. Waldenburg: Sport Consult-Verlag, ISBN 3-9803055-5-4
- Mellerowicz und Meller: **Training, Biologische und medizinische Grundlagen und Prinzipien des Trainings, 3. Überarbeitete Auflage. Berlin:** Springer-Verlag, 1978. ISBN 3-540-08465-7
- Gauer-Kramer-Jun.: Sensomotorik, **Physiologie des Menschen 14,1. Auflage. München-Berlin-Wien:** Urban & Schwarzenberg, ISBN 3-541-07231-8
- Dieter Ungerer: **Zur Theorie des sensomotorischen Lernens, Band 36, 3.** Überarbeitete und erweiterte Auflage. Schorndorf: Verlag Karl Hoffmann, ISBN 3-7780-4363-3

- Sharon Begley: **Neue Gedanken Neues Gehirn,** 2. Auflage. München: Wilhelm Goldmann Verlag, ISBN 978-3-442-33738-5
- B. Schockenhoff (Hrsg.): **Spezielle Schmerztherapie**, Nach den Richtlinien der Bundesärztekammer, 1. Auflage. München: Urban & Fischer, ISBN 3-437-21640-6
- Carsten Lübbe: Die Säuglingsskoliose – ein heilbarer und vermeidbarer Lageschaden, 1. Auflage.München: J.F.Lehmanns Verlag, ISBN 3-469-00339-4

Bemerkung: Etliche der hier angegebenen Bücher sind nur noch antiquarisch zu erhalten, denn dieses Buch ist in Weiterführung alter Techniken und Methoden entstanden. Es beschreibt neue, von mir entwickelte Techniken und Methoden. Somit liegt es in der Natur der Sache, dass es dazu keine Literaturhinweise geben kann. Zudem überwiegt die pragmatische Intension.

Von der Autorin erschienen

- Diefenbach, Edeltraud: Die zwei Seiten der Kyphosetherapie. In: Zeitschrift für Physiotherapeuten: Pt. 64 (2012), 5, S. 58–60. ISSN 1614-0397
- Diefenbach, Edeltraud: Mehr als nur Theater. In: Zeitschrift für Physiotherapeuten: Pt. 63 (2011), 7, S. 28–30. ISSN 1614-0397
- Diefenbach, Edeltraud: Neue Perspektiven der Physiotherapie bei Skoliose. In: Zeitschrift für Physiotherapeuten: Pt. 63 (2011), 8, S. 80–81. ISSN 1614-0397
- Diefenbach, Edeltraud: Skoliose-Behandlung. In: Zeitschrift für Physiotherapeuten: Pt. 62 (2010), 10, S. 73–77. ISSN 1614-0397
- Diefenbach, Edeltraud: Übungen zur klassischen Skoliosebehandlung. In: IFK-Fachzeitschrift. 28 (2010), 5, S. 18–19
- Diefenbach, Edeltraud: Möglichkeiten und Grenzen der korsettbegleitenden Physiotherapie bei Skoliose. In: Zeitschrift für Physiotherapeuten: Pt. 62 (2010), 9, S. 67–69. ISSN 1614-0397
- Diefenbach, Edeltraud: Postoperative Rehabilitation nach Knie-TEP. In: Zeitschrift für Physiotherapeuten: Pt. 62 (2010), 8, S. 62–65. ISSN 1614-0397

- Diefenbach, Edeltraud: Der Hüftpfad – fachspezifische Theorie und deren Therapierelevanz. In: IFK-Fachzeitschrift. 28 (2010), 3, S. 23-25
- Diefenbach, Edeltraud: Tratamiento de la escoliosis : fisioterapia según el principio de Gocht-Gessner y con la incorporación de un corsé / Edeltraud Diefenbach. [Trad.: Eva Nieto Silva]. Barcelona : Ed. Paidotribo, 2005. 125 S.: Ill. Aus d. Dt. Übers.; ISBN 84-8019-824-9
- Diefenbach, Edeltraud: Skoliosebehandlung: Physiotherapie nach dem Prinzip Gocht-Geßner und bei Korsettversorgung. 2., überarb. Aufl., München; Jena: Urban und Fischer, 1999. VIII, 115 S.: Ill. ISBN 3-437-45086-7
- Diefenbach, Edeltraud: Die krankengymnastische Behandlung bei Skoliose: Therapie nach dem Prinzip Gocht-Gessner; Therapie bei Korsettversorgung. Stuttgart; Jena; New York: G. Fischer, 1993. VIII, 121 S.: Ill. ISBN 3-437-00717-3. Ab 2. Aufl. u. d. T.: Diefenbach, Edeltraud: Skoliosebehandlung

Widmung

Für Hannah und meine Wiener Freunde Andrea und Gerald, ohne die weder die neue Therapie noch dieses Buch möglich gewesen wären.

Dank an...

... Finja und Hannah sowie alle, die viel zur neuen Therapie beigetragen haben und von denen ich lernen durfte.

... meinen Kollegen Richard, der mir diesen Verlag eröffnete.

... Maria und Linda für ihre Hilfe bei der Korrektur des Manuskriptes und bei der Erstellung der Bilder.

... Barbara, Anna, Finja, Emma, Eva und Kirsten für ihre spontane und intensive Mithilfe bei den Bildern.

... last but not least meinem Sohn Andreas für seine Zeichnungen und seine Hilfe bei den Photos.

Ohne all diese Menschen, das Interesse von Walter Fehlinger und die vielen hilfreichen Mitarbeiter des Bacopa Verlags gäbe es das vorliegende Buch nicht.